Kontaktadresse nach EU-Produktsicherheitsverordnung:
produktsicherheit@droemer-knaur.de

KNAUR

Die in diesem Buch vorgestellten Informationen und Empfehlungen sind nach bestem Wissen und Gewissen geprüft. Dennoch übernehmen Autor und Verlag keinerlei Haftung für Schäden irgendwelcher Art, die sich direkt oder indirekt aus dem Gebrauch der hier beschriebenen Anwendungen ergeben. Auch soll weder dem Therapeuten noch dem Patienten eine »Garantie« einer Heilung in jedem Fall bzw. in allen Fällen suggeriert werden.
Bitte nehmen Sie im Zweifelsfall bzw. bei ernsthaften Beschwerden immer professionelle Diagnose und Therapie durch ärztliche oder naturheilkundliche Hilfe in Anspruch.

Im Knaur Verlag sind bereits folgende Titel erschienen:
Der Aderlass nach Hildegard von Bingen
Hildegard-Heilkunde von A–Z

Über den Autor:
Wighard Strehlow ist *die* Kapazität auf dem Gebiet der Hildegard-Heilkunde. Er lebt und arbeitet als Heilpraktiker in Allensbach am Bodensee. Neben seiner Praxistätigkeit leitet er auch Seminare und hält Vorträge. Er hat bereits zahlreiche Bücher zur Hildegard-Medizin veröffentlicht.
Weiter Informationen unter: www.st-hildegard.com

Wighard Strehlow

DAS HILDEGARD-GESUNDHEITS-PROGRAMM

Traditionelles Heilwissen für alle Krankheiten

KNAUR

Besuchen Sie uns im Internet:
www.mens-sana.de

Überarbeitete Neuausgabe Oktober 2015

Ein Imprint der Verlagsgruppe Droemer Knaur
GmbH & Co. KG, München

Covergestaltung: ZERO Werbeagentur, München
Coverabbildung: FinePic®, München
Satz: Sandra Hacke
Printed in Germany
ISBN 978-3-426-87703-6

4 5

Inhalt

1. Altes Heilwissen für die Krankheiten von heute

Wenn das Konservative Avantgarde wird

Dieses Buch ist ein Dank an die vielen Patienten und Heilungs-Wunder, die wir in den letzten 20 Jahren mit der Hildegard-Heilkunde erlebt haben.

Das Wissen um die Erhaltung der körperlichen, geistigen und seelischen Gesundheit sowie der Umgang mit einer gesunden Ernährung werden in den nächsten 50 Jahren einen gewaltigen wirtschaftlichen Aufschwung entfesseln und für das Wohlergehen der Menschheit alles bisher Dagewesene übertreffen. Keine Technologie, keine Forschung und Entwicklung sind in der Lage, die Zukunft so kraftvoll zu beeinflussen wie das Bedürfnis und der Wunsch der Bevölkerung in der gesamten westlichen Welt nach Gesundheit, Vitalität und einem sinnvollen Leben.
Wer hier mitreden will, muss die Bausteine des Lebens kennen, die natürlichen Heilkräfte, die die Gesundheit erhalten oder wiederherstellen, und die Fundamente, auf denen das Universum ruht, wie zum Beispiel Hildegard von Bingen.
Wie kein anderer vor und nach ihr hat Hildegard von Bingen (1098–1179) in ihren Werken den Menschen auf seiner leidenschaftlichen Suche nach dem Sinn des Lebens und nach Heil und Heilung beschrieben.
Da eine echte Heilung immer den ganzen Menschen in seiner geistigen, seelischen, körperlichen und ökologischen Dimension gleichzeitig beeinflusst, schrieb Hildegard eine Trilogie, in der

Medizin, Theologie, Musik und spirituelle Kosmologie zu einer Einheit zusammengefasst wurden.
Hildegard schrieb die erste deutsche Naturheilkunde *Physica*, in der sie die natürlichen Heilkräfte in den Bäumen und Früchten, Gewürzen und Heilkräutern, Tieren, Vögeln, Fischen, Edelsteinen und Metallen in neun Büchern vereinigte. Damit und mit ihrem medizinischen Buch über die »Ursachen und Behandlungen der Krankheiten« legte sie das Fundament für eine ganzheitliche Heilkunde, als Wissenschaft, die nicht nur der Reparatur von Krankheiten, sondern dem Heilen des ganzen Menschen verpflichtet ist.

Die Medizin verdankt heute noch Hildegard von Bingen den Aufstieg aus dem Image der Kurpfuscherei und den mechanischen Künsten von Ackerbau, Kochkunst und der Kunst, Flöhe zu fangen, auf das Niveau einer Wissenschaft. Heilkunde und Lebenskunde sind hier zu einem Gesundheitsprogramm zusammengefasst, das sich in den sechs goldenen Lebensregeln widerspiegelt. Jeder Mensch ist tagtäglich selber dafür verantwortlich, diese Regeln zu beherzigen, um seine Gesundheit zu schützen oder wiederherzustellen.
Aus dem gesamten Heilmittelschatz Hildegard von Bingens wurden die wichtigsten Heilmethoden ausgewählt, mit denen Sie in der Lage sind, Ihre Lebensqualität zu verbessern, Ihre Gesundheit zu schützen, Stress abzubauen und die Funktion der Körperzellen zu optimieren.

1. Achten Sie auf die Lebensmittel als Heilmittel zum Leben.
2. Verwenden Sie zur Erhaltung und Wiederherstellung Ihrer Gesundheit zunächst die Heilmittel aus der Natur.
3. Achten Sie auf einen natürlichen Schlaf im Wechsel mit ausreichender Bewegung.

4. Achten Sie auf ein vernünftiges Gleichgewicht von Arbeit und Erholung im Sinne von »Ora et labora – Bete, lese und arbeite«.
5. Reinigen Sie Ihren Körper von seinen Giften durch Bäder, Sauna und Ausleitungsverfahren, z. B. Aderlass, Schröpfen, Darmsanierung und Nierenmassage.
6. Transformieren Sie Ihre psychosozialen Fehler in großzügige und liebevolle Taten spiritueller Freude, Vitalität und Mitmenschlichkeit.

Die Tatsache, dass die Gesundheit zum größten Teil vom Lebensstil und der Ernährung abhängt, wird heute weltweit wissenschaftlich akzeptiert, aber noch nicht überall praktiziert, weil das heutige Krankensystem an den Krankheiten der Menschen verdient.
Langjährige wissenschaftliche Studien auf allen fünf Kontinenten haben bestätigt, dass man durch die richtige Ernährung und einen vernünftigen Lebensstil die eigene Gesundheit zu 80 % erhalten bzw. wiederherstellen kann. Der Rest ist Genetik und Umwelteinfluss.
Stellen Sie sich bitte vor, man kann mit diesem Wissen den Krankenstand um 80 % senken:

- 80 % weniger Herz-Kreislauf-Erkrankungen
- 80 % weniger Krebstote
- 80 % weniger Rheuma-Patienten

Das ist doch das Ziel und der Sinn einer Gesundheitsreform, und diese Reform können Sie selber in eigener Verantwortung mit diesem Heilwissen sofort und ohne großen finanziellen Aufwand in die Tat umsetzen!
Daher ist das Hildegard-Heilwissen, wie es in diesem Gesund-

heitsprogramm beschrieben ist, die Konjunkturlokomotive für die nächsten 50 Jahre, weil es die Blockaden beseitigt, die diesen Aufschwung bisher verhindert haben. Der Wunsch des einfachen Volkes, gesund, vital und glücklich zu bleiben, ist die Kraft, diesen Traum zu verwirklichen.

25 000 Naturheilmittel wurden durch den Einfluss der Pharmaindustrie und den Gesetzgeber vom Markt gefegt.

Dieses Buch erscheint gerade richtig zu einer Zeit, in der in Europa die Naturheilkunde gegen den Willen des Volkes durch die Pharma-Lobby heftig bekämpft und verdrängt wird, obwohl sich das Interesse an den Naturheilverfahren stürmisch entwickelt hat. Vor allem die jüngere Generation wendet sich in letzter Zeit zunehmend den Naturheilmitteln zu: Mehr als 70 % der unter 40-Jährigen bevorzugen Naturheilmittel (Allensbacher Berichte, Institut für Demoskopie).

Wer heute die Naturheilmittel per Gesetz vom Markt fegt oder von der Erstattungspflicht durch die gesetzliche Krankenversicherung ausschließt, muss wissen, dass er nicht nur die Therapiefreiheit von 90 % der Bevölkerung beschneidet, sondern auch verfassungswidrig handelt, weil damit das Grundrecht auf Leben und körperliche Unversehrtheit verletzt wird!

In weiser Voraussicht sind daher die Hildegard-Heilmittel zum größten Teil Lebensmittel oder Gewürze und frei verkäufliche Kräuter, die nicht dem Arzneimittelgesetz, sondern der Lebensmittelgesetzgebung unterliegen. Diese Mittel sind daher ein wichtiger Beitrag zur Volksgesundheit und Therapiefreiheit, weil jeder in eigener Verantwortung über seine Gesundheit und seine Heilmethoden entscheiden kann.

Doch abgesehen von der persönlichen Freiheit, sich mit Naturheilmitteln zu behandeln, ermutigen uns die zahlreichen Heil-

erfolge an Tausenden von Patienten in den letzten Jahrzehnten, dieses Gesundheitsprogramm weltweit bekannt zu machen.
Es wäre einfach unverantwortlich, dieses Wissen nur für einige Hildegard-Freunde bereitzuhalten und die Mehrheit der Bevölkerung auszuschließen.
Dazu gehören vor allem die Heilerfolge bei der Behandlung der sogenannten chronischen, d. h. unheilbaren Zivilisationskrankheiten, die zum großen Teil durch Autoaggression ausgelöst werden. Bei Hildegard gibt es im Rahmen einer natürlichen Selbstheilung keine unheilbaren Krankheiten, nur unheilbare Patienten. Fast alle Autoaggressionskrankheiten können durch die richtige Hildegard-Ernährung, einen vernünftigen Lebensstil und die richtigen Hildegard-Heilmittel verhütet oder geheilt werden.
Dabei müssen bei einer Heilung nach Hildegard von Bingen alle vier Dimensionen der menschlichen Existenz berücksichtigt werden. Für die körperliche Heilung stehen uns mehr als 2000 Methoden und Heilmittel zur Verfügung.
Dazu gehören 35 Herz-Kreislauf-Mittel, wobei der Galgant eine Spitzenstellung einnimmt. Der Galgant beseitigt in wenigen Minuten Herzschmerzen und hat sich aufgrund seiner krampflösenden Eigenschaften zur Verhütung von Herzinfarkt, Schlaganfall und Hörsturz tausendfach bewährt. Jeder sollte stets Galgant-Tabletten bei sich haben, um sich so vor lebensbedrohlichen Situationen zu schützen.
Hildegard hat 150 Magen- und Darmmittel beschrieben. Darunter das Universalheilmittel Dinkel, das zu 80 % an allen Heilungen beteiligt ist. Darüber hinaus beschreibt Hildegard den Bärwurz-Birnen-Honig als ihr bestes Heilmittel, wertvoller als Gold und wirksamer als Gold. Mit diesem Heilmittel haben bisher über 6000 Patienten Darmsanierungen durchgeführt mit einer Heilungsrate von 70–80 %.

Obwohl Rheuma mit der Schulmedizin unheilbar ist, kann man mit den Hildegard-Heilmitteln Heilungen beobachten, indem man die Ursachen und nicht nur die Symptome beseitigt. Hier stehen uns über 100 Heilmittel zur Verfügung.
Viele Hautkrankheiten, darunter Neurodermitis und Psoriasis, die in der Schulmedizin unheilbar sind, kann man durch Darmsanierung, Dinkelkost und Hildegard-Heilmittel ausheilen, wobei man hier auch besonders die seelisch auslösenden Ursachen mit berücksichtigen muss.
Krebs kann man nicht heilen, aber man kann ihn mit den Hildegard-Heilmitteln, vor allem mit Wasserlinsen-Elixier, in der Zeit der Präkanzerose verhüten! Hildegard beschrieb die Vorzeichen, an denen man frühzeitig erkennen kann, dass man sich in einer Abwehrschwäche befindet. Und wie man mit dem Elixier verhindern kann, dass man in diese Krankheit ahnungslos hineinrasselt. Das gleiche Wasserlinsen-Elixier hat sich auch nach der Krebsoperation zur Tumorrezidiv-Prophylaxe vielfach bewährt.
In ihren fünfziger Jahren, der Zeit ihres Klimakteriums, befasste sich Hildegard zwei Jahre lang mit der Medizin. Wir verdanken ihr wertvolle Beiträge zur Sexualpathologie und zur Frauenheilkunde. Darunter einzigartige Hinweise zur Fruchtbarkeit von Mann und Frau, Mittel gegen den vorzeitigen Schwangerschaftsabgang, gegen Brechreiz in der Schwangerschaft und viele Hinweise zur Hormonregulation bei Menstruationsstörungen. Von unschätzbarem Wert sind die Hinweise zur Verhütung von lebensbedrohlichen Folgekrankheiten nach Gebärmutterentfernung oder Totaloperation. Hier verhütet der jährliche Hildegardische Aderlass die Folgeerkrankungen, zu denen Brustkrebs, Rheuma und viele Hauterkrankungen gehören.
Aus den 2000 Heilmitteln und Methoden habe ich für dieses Ge-

sundheitsprogramm die allerwichtigsten Verfahren ausgewählt und beschrieben, um damit Ihre Gesundheit, Vitalität und Lebensqualität zu verbessern. Damit wird das Hildegardische Gesundheitsprogramm wegweisend für eine echte Gesundheitsreform, nach der Sie sich schon lange in Ihrem Leben gesehnt haben.

Allensbach am Bodensee,
im Frühjahr 2015
Dr. Wighard Strehlow

2. Hildegard-Heilkunde – Grundlagen und Prinzipien

Die Vier-Elemente-Lehre

Die Lehre von den vier Elementen durchzieht das gesamte Hildegardische Werk wie ein roter Faden. Bereits in ihrem ersten theologischen Buch *Scivias* beschreibt Hildegard den Bau des Universums aus den vier Lebenselementen. Der Mensch steht mitten in der Kraft der Geschöpfe und ist als das einzige Wesen mit den vier Elementen verbunden. Von ihnen wird er so gehalten, dass er auf keine Weise von ihnen getrennt werden kann. Denn die Elemente der Welt sind für den Menschen geschaffen und bieten ihm ihren Dienst an.
Hildegard sieht den Kosmos wie ein Rad, als Symbol für die unendliche Liebe Gottes zum Menschen, den Er auf geheimnisvolle Weise umarmt. Das Riesenrad wird durch die Kraft der Winde in Bewegung gehalten, in deren Mitte der Mensch steht mit den vier Elementen. So ist er den kosmischen und atmosphärischen Veränderungen und Einflüssen ausgesetzt.

Die vier Weltelemente sind in der antiken und mittelalterlichen Medizin dem Namen nach von Hippokrates bis Paracelsus sehr wohl bekannt gewesen, aber nicht in der Darstellung, wie sie Hildegard sieht. Die Elementelehre als Erklärungsprinzip für die Krankheiten unterscheidet sich von der gesamten Tradition. Die Elemente sind bei Hildegard der Schlüssel für das Verständnis der gesamten Heilkunde. Prinzipiell ist die Vierzahl: die Zahl für die vier Bausteine des Kosmos, aber auch für die Funktion und den Bau des Menschen, für die Säftelehre und die davon abgeleiteten vier Temperamente und ihre charakteristischen vier Frauen- und Männertypen. Die vier Elemente entscheiden über den Säftehaushalt des Menschen, Gesundheit und Krankheit. Keiner existiert ohne dieses kosmische Prinzip. Alles wirkt zusammen in dieser Ordnung, im Gleichgewicht und in der Harmonie, und so wird der Mensch gesund und bleibt am Leben.

Bereits vor über 800 Jahren nimmt Hildegard einen großen »Weltgestank« wahr. Die vier Elemente sind durch die Untaten der Menschen verunreinigt worden und können ihre Funktion nicht mehr erfüllen. Bezieht man Hildegards prophetische Worte auf die heutige Situation, so heißt das: Die Energie wird durch die Atomenergie missbraucht, die Luft ist verpestet vom Smog. Das Wasser ist vergiftet durch die Agrarchemie, und in den Lebensmitteln befinden sich krebsauslösende Chemikalien.
Nie in der Geschichte der Menschheit haben drei Generationen innerhalb von 100 Jahren auf allen Gebieten nicht nur ihr eigenes Leben, sondern auch das Leben aller anderen Geschöpfe und Menschen in Gefahr gebracht. Die Naturkatastrophen, wie wir sie in Form von Erdbeben, Tornados und Orkanen erleben, sind nichts anderes als reinigende Reaktionen der vier Lebenselemente auf die Verschmutzung unserer Umwelt.

Die Säftelehre

Im Unterschied zur Schulmedizin mit ihrer Zellularpathologie kennt Hildegard die Humorallehre, die Lehre von den vier Säften. Nach Hildegard entstehen die Krankheiten, weil die Säfte im Körper entweder durch Krankheitssäfte oder Diätfehler in Disharmonie geraten sind.

Aus den vier unterschiedlichen Elementen entstehen vier Arten von Säften *(phlegmata)*, aus denen Hildegard eine Humoralpathologie entwickelt und die für die internistischen Grunderkrankungen eine große Rolle spielen:

1. trockenes Phlegma aus der Wärme des Feuers (auch A-Phlegma genannt)
2. feuchtes Phlegma aus der Feuchtigkeit der Luft (B-Phlegma)
3. schaumiges Phlegma aus dem wässrigen Blut (C-Phlegma)
4. lauwarmes Phlegma aus dem erdhaften Fleisch (D-Phlegma)

»Ein jeder besonders hervorragender Saft ist dem nächstfolgenden um ein Viertel und um die Hälfte des dritten Teils überlegen, und der schwächere von beiden wirkt mildernd auf zwei Teile und den Rest des dritten Teils ein, damit er seine Grenze nicht überschreitet. Denn welcher der oberste Saft ist, der beherrscht auf diese Weise den zweiten, und diese beiden führen den Namen Phlegma. Der zweite Saft beherrscht den dritten und der dritte den vierten. Diese beiden also, der dritte und der vierte Saft, heißen Schleim *(livores)*. Die an Wirkung stärkeren Säfte überholen mit ihrem Mengenverhältnis die schwächeren, und die schwächeren wirken durch ihren niedrigeren Gehalt mildernd auf deren Übermaß ein. Trifft dieses Verhältnis bei einem Menschen zu, so befindet er sich im Ruhestand. Sobald aber irgendein Saft über diese Grenze hinausgeht, ist der Mensch gefährdet.«

Aus diesem komplizierten Säfteverhältnis können wir nun mit geradezu mathematischer Genauigkeit die insgesamt 24 Grundanlagen der Menschen erkennen:

1. Weltschmerz
2. Besessenheit
3. Klugheit
4. Lähmungen
5. Dummheit
6. Rheuma
7. guter Charakter
8. Schizophrenie
9. Wahnsinn
10. Verzweiflung
11. Furchtsamkeit
12. Stummheit
13. Redlichkeit
14. Krebskrankheit
15. Gicht
16. Neigung zum Selbstmord
17. Harnsäuregicht
18. Unbeständigkeit
19. Jähzorn
20. Ohnmacht
21. Manische Depression
22. Besessenheit
23. ewige Unzufriedenheit, Pessimismus
24. Psychose

In ihrem letzten Buch über Mensch und Kosmos, *Divinorum Operum*, sieht Hildegard die Säfte im menschlichen Organismus kreisen und beschreibt ihre unzertrennbaren Zusammenhänge mit dem Bau des Universums. Dabei sieht sie, wie diese Säfte, die sie mit Tieren vergleicht, im Menschen spielen: Sie erheben sich zuweilen wie ein Leopard, dann mäßigen sie sich wie ein Krebs, der nach vorn und zurückgeht, sie schwellen an und ab wie eine Schlange, stoßen wie ein Hirsch, sind bald wie ein reißender Wolf, schreien wie ein Löwe, sind listig wie eine Schlange und geduldig wie ein Lamm. Bisweilen knurren und brummen sie wie ein Bär, wenn er zornig ist.

Wie befreit man den Menschen von seinen schlechten Säften?

Sehr viele Leiden erwirbt der Mensch im Verlaufe seines Lebens durch seine unvernünftige Lebensweise und durch eine falsche Ernährung, wodurch schlechte Säfte entstehen. Hildegard nennt diese Säfte »mali humores«. Zusätzlich leiden heute die meisten Menschen unter der Umweltbelastung, das, was Hildegard die »noxi humores« nennt. Obendrein hinterlassen alle möglichen Krankheiten, Bakterien, Viren und Hefepilze ihre Gifte – die sogenannten Toxine, wodurch die sogenannten »infirmi humores« (die krankmachenden Säfte) entstehen. Gerade für solche Gesundheitsbelastungen hat Hildegard eine große Zahl von entgiftenden Ausleitungsverfahren oder ausleitenden Kuren über die Haut sowie Bäder, Sauna, Packungen und Einreibungen vorgesehen.

1) Fasten:

Die besondere Rolle des Heilfastens (als die Operation ohne Messer) wird in Kapitel 4 ausführlich vorgestellt. Zweckmäßigerweise wird das Fasten als Hildegard-Fastenkur und Aufbaukur in der Gemeinschaft durchgeführt.

2) Aderlass:

Der Aderlass ist eine andere, uralte Heilmethode, um schlechte

Säfte auszuleiten. Heute gibt es eine Vielzahl von wissenschaftlichen Studien, die beweisen, dass dieses über 1000 Jahre alte Verfahren, kunstgerecht ausgeführt, in der Lage ist, Herzinfarkt und Schlaganfall zu verhüten, den Stoffwechsel wieder in Ordnung zu bringen, Blutdruck und Cholesterin zu senken sowie die Cortisol-Stimulation anzukurbeln. Dadurch werden manchmal sogar schlagartig Entzündungszustände im Körper zum Stillstand gebracht.

Der Hildegardische Aderlass verdünnt das Blut, macht es fließfähiger (senkt den Hämatokrit-Wert) und verringert dadurch die Thrombosegefahr und das Schlaganfallleiden. Diese bewährte Methode beseitigt darüber hinaus Blutgifte (Gallenfarbstoff, die sogenannte Melanche), die besonders bei jahrelangen Krankheiten die Heilung blockieren können. Diese von Hildegard hochgelobte Heilmethode könnte daher in Zukunft das beste Mittel sein, um Krankheiten zu verhüten und Gesundheit zu erhalten. Aus dem Phänomen des Aderlass-Blutes kann man nach Hildegard sogar eine weitere Vorhersage vom Krankheitsverlauf gewinnen (Prognose) und daher wichtige, weitreichende Schlüsse ziehen: z. B. über einen gutartigen oder bösartigen Verlauf einer Krankheit. Bereits bei Hippokrates hieß es: »Das Vergangene wissen [Anamnese], das Gegenwärtige erkennen [Diagnose] und das Zukünftige voraussagen [Prognose].«

Hildegard hat das letzte Buch ihres Kompendiums der Kunst der Prognose gewidmet, eine zurzeit sehr vernachlässigte Sparte in der modernen Medizin.

3) Schröpfen:

In ähnlicher Weise wie der Aderlass wird das blutige Schröpfverfahren zur Reinigung des Bindegewebes und zur Beseitigung von chronischen Krankheiten eingesetzt. Besonders beeindruckend sind dabei die Beseitigung von Kopfschmerzen, Ohrensausen oder das plötzliche Verschwinden einer Asthmaattacke. Die Heilerfolge durch das Schröpfen sind derartig verblüffend, dass man als Heilpraktiker nicht selten noch unter seinen Händen erleben kann, wie das Leiden den Menschen verlässt.

Noch eine Anmerkung zu den Heilmitteln: Die meisten erwähnten Produkte gibt es auch fertig zu kaufen.

3. Die Therapie der Seele ist die Seele der Therapie

Hildegards Psychotherapie

Der Gedanke, dass Glauben die Heilung fördern kann, ist alt. Er findet sich bei Hildegard und ist heute wieder aktuell. Wenn der Patient glaubt, dass eine Therapie hilfreich ist, ist sein Glaube ein wichtiges Heilmittel. Das gilt für die Schulmedizin genauso wie für die Naturheilkunde. Durch den Aufschwung der Hightechmedizin hat die Schulmedizin die seelischen Heilkräfte aus den Augen verloren. Am Ende des 20. Jahrhunderts wächst das Unbehagen gegenüber einer Apparatemedizin, die den Menschen nur noch als Maschine erfassen kann, obwohl vermutlich über 90 % aller Krankheiten seelische Ursachen haben, die sich mit dem Computertomogramm oder Röntgengerät nicht erfassen lassen.

Durch die einseitige Behandlung körperlicher Symptome hat sich die Schulmedizin viel zu sehr auf die viel teurere und aussichtslosere Beseitigung von Krankheiten konzentriert, so dass die Verhütung von Krankheiten und die Erhaltung der Gesundheit auf der Strecke geblieben sind.

»Der Mensch ist von Natur aus gesund«, schreibt Hildegard. »Krankheit ist eine Ausnahme.« Die Krise der modernen Medizin liegt in einer einseitigen Betrachtungsweise des Menschen mit seinen Krankheiten, die von außen beseitigt bzw. repariert werden müssen. Daher ist auch das uralte Konzept von der Einheit des Menschen, der Einheit von Leib und Seele verloren gegangen und mit ihm die großartigen Möglichkeiten zur Selbstheilung. Die Frage muss doch heißen: Wie und warum erhält der Körper von alleine seine Gesundheit? In den meisten Fällen erledigt der Körper die Tumorabwehr von ganz alleine durch tägliche Spontanheilungen, ohne dass der Mensch überhaupt etwas davon merkt. Ebenso verläuft die Wundheilung innerhalb von zehn Tagen. Die Reinigung und Entgiftung des Körpers, der Stoffwechsel, die Hormonregulation, die Blutdruckregulation, die Erhaltung der körpereigenen Temperatur, die Regeneration der Nerven, die Atemfrequenz und der Herzrhythmus – das alles sind Vorgänge, die die natürliche Gesundheit des Menschen gewährleisten.

Das Wissen um die Heilkräfte der Seele war schon den Ärzten in der Antike und im Mittelalter bekannt. Hippokrates beschrieb das Wechselspiel zwischen Seele und Körper als ein Bewusstsein, das durch den Körper fließt und die Gesundheit erhält. Der große persische Arzt Avicenna (980–1037 n. Chr.) erweiterte das seelisch-leibliche Konzept noch um eine kosmische Dimension, indem er dem Bewusstsein noch die Vorstellungskraft (die Imagination) zuordnete, die nicht nur im eigenen Körper, sondern auch durch andere und auch in der Ferne durch die Menschen fließen kann. Sie kann die Menschen stärken oder schwächen, krank oder gesund machen. Besonders intensiv hat sich Hildegard von Bingen mit dem Zusammenspiel von Körper, Seele und Geist beschäftigt und dieses Prinzip nie aus den Augen verloren.

Die Erfolge der seelischen Heilkräfte sind vielen heutigen Ärzten ein Rätsel und werden nicht selten als »Placeboeffekt« abgetan. Nur Verfahren, die durch eine Doppelblindstudie getestet und einer Placebowirkung überlegen sind, werden heute wissenschaftlich anerkannt. Damit schwingt sich die Schulmedizin zu einer Herrscherrolle über die Ganzheitsheilkunde auf, die ihr gar nicht zusteht, da sie den Löwenanteil der seelischen Heilkräfte definitionsgemäß außer Acht lässt.

Die Placebowirkung hat durch die Jahrtausende hindurch die Heilkunde beeinflusst. Alle Naturvölker dieser Erde wussten um den Einfluss seelischer Heilkräfte auf den Körper und vollbrachten unter extremsten Bedingungen die erstaunlichsten Heilerfolge.

Vor allem amerikanische Ärzte haben sich in den letzten 50 Jahren mit der Placeboheilwirkung beschäftigt und eine Fülle medizinisch kontrollierter Studien über den Einfluss des Glaubens bei der Heilung vorgelegt. Purer Glaube, so schreibt Herbert Benson – Professor für Medizin an der Harvard University – in seinem Buch *Timeless Healing*, sei heute noch die beste Medizin. Mit seinem Team hat Benson in den letzten 30 Jahren die seelisch-körperlichen Zusammenhänge erforscht. Die Ergebnisse basieren auf der Tatsache, dass der Körper auf Stress und Entspannung unterschiedlich reagiert. Unter Entspannung wird der Stoffwechsel um 10–17 % reduziert, weil viel weniger Energie verbraucht wird, um den Körper in Gang zu halten. Bei tibetischen Mönchen im Himalaja-Gebirge konnte festgestellt werden, dass unter der Meditation der Stoffwechsel sogar um 65 % reduziert ist. Und ebenso sank der Sauerstoffbedarf. Der Blutdruck sinkt unter Gebet und Entspannung. Ebenso kann die Herzpulsfrequenz gesenkt und die Atemfrequenz, die Muskelspannung sowie die Blutversorgung zu den Beinen und Armen reduziert werden.

Besonders beeindruckend sind die klinischen Ergebnisse von Gebet und Meditation bei chronischen Erkrankungen:

- Der jahrelang erhöhte Blutdruck konnte durch Meditation und Gebet bei Patienten normalisiert werden, wobei über einen Beobachtungszeitraum von drei Jahren weniger oder keine Medikamente gebraucht wurden.
- Bei Patienten mit chronischen Schmerzen konnten durch Ge-

bet und Meditation 36 % der Schmerzmittel eingespart werden.

- 75 % der Patienten, die unter chronischer Schlaflosigkeit litten, konnten wieder ohne Schlafmittel schlafen. Die restlichen 25 % konnten ihre Schlafqualität verbessern und ihre Schlafmittel reduzieren.
- 36 % der Frauen, die an Unfruchtbarkeit litten, wurden schwanger.
- Bei 57 % aller Frauen mit klimakterischen Beschwerden konnten die Schmerzen verringert werden.
- Bei Patienten, die sich einer Bypassoperation unterzogen hatten, wurden erheblich weniger Rhythmusstörungen und Angstzustände beobachtet.
- Bei Migräne-Patienten verringerten sich die Kopfschmerzen.

Beobachtungen bei Bluthochdruck-Patienten haben in den letzten 30 Jahren bestätigt, dass Patienten, die ein aktives kirchliches Leben praktizieren, seltener an diesem Risiko sterben als Patienten ohne religiöse Praxis.

Von 4000 alten Menschen, die zu Hause leben, litten diejenigen, die eine religiöse Gemeinschaft besuchen, weniger unter Depressionen und körperlichen Gebrechen als diejenigen, die nicht praktizieren.

Mehr als 20 Studien demonstrieren den gesundheitsfördernden Einfluss des Gottvertrauens auf Menschen, die einen Gottesdienst, eine Kirche, eine Synagoge oder eine spirituelle Gemeinschaft besuchen.

Eine gesunde Lebensweise, teilweise sogar eine spezielle Kost wurde schon immer in religiös motivierten Gemeinschaften gefördert: Die Hildegard-Küche ist nur ein Beispiel; man denke auch an die vegetarische Kost bei den Adventisten, Mormonen, Buddhisten oder Hindus.

Rituale, Gebete und das Zusammengehörigkeitsgefühl einer religiösen Gemeinschaft haben starken Einfluss auf das Gesundheitsdenken und das Immunsystem.

Mehr als 200 klinische Studien zum Thema Glaube und Heilung sind in den letzten Jahren durchgeführt worden. Sie weisen alle in eine ähnliche Richtung, nämlich dass Spiritualität und Glaube nicht zu unterschätzende, starke Verbündete des Arztes bei der Behandlung und Vorbeugung von Krankheiten sind.

Das kalifornische »Institute of Noetic Science« untersuchte in den letzten 15 Jahren über 3500 Fälle von spontanen Remissionen (Rückbildungen) bei Krebserkrankungen, die in 800 medizinischen Fachzeitschriften in den letzten 20 Jahren publiziert worden waren. Dabei konnte man feststellen, dass die spontane Rückbildung bei der Krebskrankheit ein weltweit dokumentiertes Phänomen ist. Die Remission ist ein psychobiologischer Prozess und stellt einen wichtigen Schlüssel zum Verständnis der körperlichen Selbstregulation und Selbstheilung dar, wobei die Hoffnung ein wichtiger Heilungsfaktor sowohl bei der Diagnose als auch bei der Therapie von Krebs ist.

Für die spontane Rückbildung von Tumorzellen ergibt sich folgendes Strukturschema:

1. Alle diese Krebspatienten empfanden ihre Krankheit als eine Lebenskrise, die sie akzeptierten und die sie bereit waren zu meistern. Diese Verantwortung machte sie frei für die spontane Rückbildung von Tumorzellen.
2. Die Verankerung in einem religiösen Glauben war ein vitaler Beitrag zur Heilung bei Krebspatienten, die besonders von Angst und Depressionen befreite.

3. In den meisten Fällen hatte ein bitteres und hartes Leben zur Krebsbildung geführt, und das Krebs-»Management« war nun trivial im Vergleich zum Schicksal, das die Krebspatienten bisher erlitten hatten.
4. Die Krebspatienten betonten, dass sie dank ihres Gottvertrauens ihre Krankheit in Gottes Hand legen konnten. Diese Einstellung führte weder zu Passivität noch Resignation, sondern zu einer Suche nach einem tieferen Lebenssinn.
5. Durch die Krankheit trugen die Patienten dafür Sorge, ihr Verhältnis mit anderen Menschen in Ordnung zu bringen, in Frieden miteinander auszukommen und die vorherigen Schwierigkeiten aus dem Weg zu räumen.
6. Die Krebspatienten waren ohne weiteres in der Lage, ihre Ernährung auf eine mehr oder weniger vegetarische Kost umzustellen.

Forscher einer neuen medizinisch-wissenschaftlichen Richtung – der sogenannten Psycho-Immunologie – stehen heute am Anfang, das Zusammenspiel von Leib und Seele wissenschaftlich zu verstehen. Das Hormonsystem steht mit den Nerven und dem Immunsystem in einem ständigen engen Kontakt. Vom Gehirn zum Immunsystem laufen Nervenbahnen, die bis in die Immunorgane Milz, Thymus, Darm, Haut und Lymphknoten reichen. Hier werden Botenstoffe an das Abwehrsystem abgegeben, die im Körper eine Immunreaktion auslösen. So ist das Immunsystem ständig über die Gefühle, den Gemütszustand und den Stress informiert. Auf der anderen Seite reagiert das Gehirn auf Botenstoffe des Immunsystems, sogenannte Interleukine, die eine gesundheitsfördernde und entspannende Gemütslage auslösen können. Diese Interleukine sind Botenstoffe, die z.B. einen Heilschlaf oder ein Heilfieber auslösen können. Die Nervenzellen besitzen Rezeptoren, sogenannte

Ohren, mit denen sie in den Körper hineinhören können. Wir nähern uns hier dem tiefsten Verständnis der natürlichen Heilungskräfte (»vis meditatrix naturae«), die tief im Organismus verankert sind. Diese können zur Selbstheilung und zur Selbstreparatur aller Organe beitragen, wie es bei der Wundheilung, in der Abwehr von Grippeviren, Bakterien und Pilzen, in Prozessen der Spontanremission der Krebsheilung oder auch bei der Selbstregulation von entgleisten Stoffwechselprozessen beobachtet werden kann. Alle diese Prozesse nehmen die Heilkraft der Seele und die Einflussnahme der Seele auf körpereigene Prozesse in Anspruch. Der Körper verfügt über eine körpereigene Hausapotheke, die in Fällen von Krankheit stimuliert werden kann, wodurch wichtige Heilstoffe freigesetzt werden.

Eine derartige Fülle von klinischen Beweisen für die Heilkraft des Glaubens ist geradezu eine Aufforderung zu einer Neu-Orientierung der Medizin zurück zu alten Werten und Konzepten. Wenn die Pharmaindustrie in der Lage wäre, ein derartig starkes Arzneimittel wie die Liebe zu entdecken, und das auch noch ohne tägliche Nebenwirkungen, dann wäre das der größte Durchbruch bei der Heilung von Krankheiten. Allein der Glaube an eine medizinische Heilwirkung wirkt bei vielen medizinischen Problemen therapeutisch. Hildegard von Bingen nennt in ihrem psychotherapeutischen Buch 35 seelische Heilkräfte, von denen sie besonders den Gottessieg, das Gottvertrauen *(divina victoria)* hervorhebt und das Mitgefühl *(misericordia)* als eine »quasi medicina«, also so gut wie ein Heilmittel einsetzt.
Die einseitige Beschäftigung mit dem menschlichen Körper musste zwangsläufig in die heutige Katastrophe führen. Leere Kirchen und volle Krankenhäuser: Diese Situation offenbart aber auch die Krise einer Theologie, die den Menschen mit seiner leiblichen Existenz aus den Augen verloren hat.

Gott hat den Menschen mit allen Naturkräften ausgestattet und ihm die ganze Schöpfung zur Verfügung gestellt.

Die Seele nimmt im Körper eine wichtige Stellung ein, denn sie steuert alles im Organismus, was der Körper braucht. Dies erreicht sie, indem sie fünf Sinnesorgane zu Hilfe ruft, das Sehen, das Hören, das Riechen, das Schmecken und das Tasten. Mit diesen Kräften steht sie mit den anderen Geschöpfen in Verbindung.

4. Die körpereigene »Seelen-Apotheke« aktivieren

Hildegard-Fasten

Die sogenannten Zivilisationskrankheiten sind erst dann für die Heilung zugänglich, wenn auch die Behandlung der seelischen Ursachen mit berücksichtigt wird. Im Rahmen von Fasten- und Aufbauseminaren haben wir in den letzten 15 Jahren Hunderten von Patienten aus seelischen Krisen geholfen. Das Fasten hat bei vielen dieser Menschen Kräfte freigesetzt, schwierige Lebensfragen anzusprechen und zu lösen.

Soweit wir wissen, sind wir die Ersten und Einzigen, die sich in den letzten 15 Jahren auf diese Weise intensiv mit dem psychotherapeutischen Buch *Liber vitae meritorum (Das Buch von den Lebensverdiensten)* beschäftigt haben und die Wirkung des Hildegard-Fastens als Universalheilmittel für Leib und Seele an so vielen Patienten beobachten konnten. Um es gleich vorwegzunehmen: Die Erfolge mit dieser Fastenmethode waren erstaunlich, und wir erreichten gleichzeitig beide Ziele: eine neue Einstellung für eine gesunde Ernährung und eine Veränderung des Lebensstils.
Es kann gar nicht genug betont werden, dass eine Heilung der Krankheiten erst dann möglich ist, wenn auch die Seele von ihren Kränkungen, Belastungen, Konflikten und Krisen gereinigt und entlastet wird. Wer im Hildegard-Fasten den äußeren Menschen und mit ihm seine alten Gewohnheiten durchschaut und hinter sich gelassen hat, entdeckt in sich das tiefste eigene göttliche Zentrum, aus dem die seelischen Heilkräfte quellen.

Hier ist der Sitz der körpereigenen »Seelen-Apotheke« mit den Kräften, die Hildegard als »quasi medicina«, als Seelenmedizin, bezeichnet.
Das Hildegard-Fasten ist aber nicht nur eine einfache Methode, um die Seele von ihren Lastern und Vorurteilen zu befreien, sondern auch, um den Körper von seinen Gift- und Schlackenstoffen zu reinigen. Hildegard empfiehlt das Fasten als vorrangige Therapie für 28 von 35 seelischen Krankheiten. Die meisten Menschen sind ganz erstaunt, dass sie eine Woche lang ohne Essen aktiv, fröhlich und leistungsfähig sein können. Dabei ist das Fasten eine natürliche Methode. Einige Tiere sind große Fastenkünstler und verbringen die größten Leistungen im Fasten. Die Bärenmutter z.B. verkriecht sich in ihre Höhle und bringt im Winter meist zwei Junge zur Welt, die sie – ohne zu fressen und zu trinken – allein aus ihrem Fett ernährt. Putzmunter kommt die Familie Bär im Frühjahr wieder aus ihrer Höhle. Der Hirsch verzichtet im Herbst in seiner Brunftzeit auf das übliche Futter, um bei seinen Hirschkühen für Nachwuchs zu sorgen, wobei er darüber hinaus seine Rivalen meist in lebensgefährlichen Kämpfen in die Flucht schlägt.

Das Fasten hat eine tiefgreifende Heilwirkung auf den ganzen Körper, wobei der »innere Arzt« tätig wird, um eine ganze Reihe von lebensbedrohlichen Krankheiten zu heilen, z.B. die Arteriosklerose, an der fast schon die Hälfte aller Menschen in den westlichen Industrieländern sterben. Die Arteriosklerose endet meistens mit dem Herzinfarkt oder dem Schlaganfall. Sie ist eine schleichende Krankheit, und es dauert oftmals 30 Jahre bis zu dem fatalen Ende. Fasten ist bei geradezu allen Herzkrankheiten besonders erfolgreich, bei der Koronarinsuffizienz, Herzmuskelschwäche und vor allen Dingen bei Angina pectoris. Die meisten Patienten haben sich nach dem Hildegard-Fasten so wohl gefühlt, dass die meisten chemischen Medikamente überflüssig wurden. Weitere gute Erfolge erzielt man bei Asthma und Migräne, bei Magen-Darm-Leiden, Rheumaleiden, Hauterkrankungen und Stoffwechselleiden, bei Diabetes und Gicht. Besonders beeindruckend ist aber, dass die meisten Faster, nachdem sie den häuslichen Stress hinter sich gelassen haben, sich zu einer fröhlichen Fastenrunde zusammenfinden. Die Stimmung wird heiter, die Auffassungsgabe wird besser, die Sinnesorgane verfeinern sich, und eine besondere Aufgeschlossenheit für spirituelle Kräfte kehrt ein. Beim Hildegard-Fasten kann man aber auch messbare Erfolge feststellen. Der Bluthochdruck senkt sich, und der niedrige Blutdruck normalisiert sich. Cholesterin-, Blutzucker- und Harnsäurewerte normalisieren sich. Suchtmittel (Zigaretten, Alkohol, Drogen, Arzneimittel) werden überflüssig. Das Herz wird spürbar entlastet, Angina-pectoris-Schmerzen treten weniger auf, ganz abgesehen davon, dass die überflüssigen Pfunde purzeln und die alten Kleidungsstücke wieder passen. Das Fasten ist besonders wirksam, wenn in der Aufbauzeit die Ernährung auf Dinkel, Obst und Gemüse, also auf eine mehr oder weniger vegetarische Kost umgestellt wird und tierische Eiweiße, besonders fettes Fleisch, fetter Käse und Eier, möglichst gemieden werden.

Fastenvorbereitungen

Empfehlenswert ist ein Vorfasten von 1–3 Tagen mit nur Dinkel, Obst und Gemüse zur Entlastung.

Morgens: *Habermus*
1 Tasse Dinkelschrot oder -flocken in 2 Tassen Wasser 5–20 Minuten kochen lassen, anschließend 1 geschnittenen Apfel, 2–3

Msp. Galgant, Zimt, Bertram, eventuell 1 TL Honig zufügen und 5 Minuten mitkochen. Servieren und 1 EL Flohsamen und gehackte süße Mandeln auf das Habermus streuen.

Mittags: *Dinkel-Kopfsalat*
1 Kopfsalat waschen und trocknen. Alles klein schneiden und mit 2 EL Weinessig, 4 EL Sonnenblumenöl und etwas Zucker, Salz und Pfeffer anmachen. Vor dem Servieren 3 gehäufte EL gekochte, kalte Dinkelkörner untermischen.

Abends: *Dinkelbrot und Fencheltee*
Als Getränke gibt es die ganze Zeit Dinkelkaffee, Fencheltee und Apfelsaft, wobei man Fencheltee sehr schön mit Apfelsaft mischen kann. Sehr wichtig ist frisches Wasser, das durch einen Osmosefilter von seinen Rückständen gereinigt wurde.

Das Hildegard-Fasten

Die Fastenwoche erfolgt nach den Prinzipien des Hildegard-Fastens:

1. Nicht essen, nur trinken für 6 Tage
2. Alles weglassen, was nicht lebensnotwendig ist: Abschied vom Rauchen, Kaffee, Alkohol, von Süßigkeiten und entbehrlichen Medikamenten
3. Sich vom Alltag lösen durch Spazierengehen, Malen, Meditieren und Lesen

Ingwer-Ausleitungskekse

Das Fasten beginnt mit einer gründlichen Darmreinigung durch die Ingwer-Ausleitungskekse. Alle Tage fangen mit diesem Ingwer-Ausleitungskeks an. Dieser wird nüchtern eingenommen. Man lässt ihn langsam im Mund zergehen. Man kann ihn auch vorher in Fencheltee einweichen. Der Geschmack ist stark gewöhnungsbedürftig. Einige Faster nannten ihn »Hundekuchen«, aber er ersetzt das widerliche Glaubersalz. Die Ausleitungskekse sorgen für eine milde Umstellung auf die innere Ernährung aus den körpereigenen Eiweiß- und Fettspeichern, wobei die schlechten Säfte aus dem Körper ausgeschieden werden und die guten Stoffe erhalten bleiben.
Ingwerkekse beseitigen auch außerhalb der Fastentherapie die sogenannten schlechten Säfte, die durch Diätfehler, Krankheiten und Umweltgifte entstehen. Bevor man den Ingwerkeks nimmt, soll man – wenn es kalt ist – sich vorher wärmen und sich nach der Einnahme eine Zeitlang wachend ausruhen. Nach dem Aufstehen soll man langsam hin und her gehen, jedoch so, dass einem die Kälte nicht schadet.

Ingwer-Ausleitungskekse

Rezept:
12 g Ingwerpulver
6 g Süßholzwurzelpulver
4 g Zitwerpulver
22 g brauner Rohrzucker
5 g Dinkelmehl
1 Tropfen Wolfsmilchsaft

Aus dem Kräuterpulver, dem Zucker und dem Mehl einen Keks backen, ihn entweder im Sommer in der Sonne trocknen oder 5 Minuten bei 180 °C im Ofen backen. Mit einem Tropfen Wolfsmilchsaft befeuchten.

Fencheltabletten

Über den Tag verteilt werden weiterhin Fencheltabletten eingenommen. Sie helfen bei der Entschlackung des Darmes, fördern die Durchblutung, sorgen für besseren Körper- und Mundgeruch und unterstützen die Entgiftung über die Haut. Hildegard schreibt:

»Wer Fenchel oder dessen Frucht täglich nüchtern isst, dem mindert er durch seine gute Wärme und edlen Kräfte den bösen Schleim und die Fäulnis, vertilgt den üblen Atemgeruch und macht seine Augen wieder klar.«

Galgant-Tabletten

Galgant-Tabletten gehören zu den wirksamsten Arzneimitteln der Hildegard-Medizin. Bei Verdauungsbeschwerden und Fastenkrisen im Bereich der Herz-Kreislauf-Symptomatik wird der Galgant verwendet. Man lässt eine Tablette langsam auf der Zunge zergehen. Galgant beseitigt die Herzschmerzen, Herzschwäche und besonders den Herzschwindel und hilft über Fastenkrisen hinweg. Kopfschmerzen, Bluthochdruckkrisen und Blähbauch werden durch seine krampflösende Wirkung beseitigt.

Wermut-Wein

An jedem zweiten Tag gibt es als »Frühstück« ein Likörglas Wermutwein. Er fördert die Durchblutung aller Ausscheidungsorgane. Er ist ja auch ein Schutzmittel vor Arteriosklerose und gilt als Entgiftungsmittel von Bindegewebe und Gefäßen.

Rezept:
40 ml Wermutfrühlingssaft in die Siedehitze von 1 Liter Wein und 150 g Honig gießen, sofort von der Hitze nehmen, filtrieren und steril abfüllen.

Petersilien-Honig-Wein (Petersilien-Trank)

Dieser Wein wirkt besonders gut bei dem Gefühl, die Fastenwoche abbrechen zu müssen.

Rezept:
1 Liter Wein, 10 Stengel Petersilie und 2 EL Weinessig 5 Minuten kochen. Dann 150 g Honig dazugeben, nochmals 5 Minuten aufkochen.

Fastenunterstützende Maßnahmen

Die Reinigung und Regeneration des Körpers kann man durch die Physiotherapie noch beschleunigen. Angewendet werden Sauna-Therapie, Massagen, Schröpfen, Behandlungen am Ulmenholzfeuer, Nierenmassagen und Gelenkmassagen, um hartnäckige Schlacken zu aktivieren.
Jeden zweiten Tag soll ein Einlauf mittels Irrigator vorgenommen werden. Dieser hilft bei der Ausleitung der Darmgifte, bei Fastenkopfschmerz und Fastenkrisen. Die Wichtigkeit dieses

Eingriffs ist schon in der Fastenanleitung der jüdischen Gruppe der Essener nachzulesen, wie sie in den alten aramäischen Texten aus dem 3. Jahrhundert noch vorhanden sind.

Edelkastanien-Sauna

Zur Durchblutungsförderung und Verbesserung des Stoffwechsels können parallel Sauna-Anwendungen vorgenommen werden. Nach der Hildegard-Heilkunde wird hierbei ein Edelkastanien-Saunaaufguss verwendet:

Rezept:
Edelkastanienblätter, -schalen und -früchte in Wasser aufkochen und absieben. Das Wasser langsam tropfenweise auf den heißen Saunasteinen verdampfen lassen und inhalieren.

Fasten und Schöpfungsschau

Fasten ist wie eine neue Schöpfung, weil die Seele mit neuer Lebenskraft aufgetankt wird. Hierzu gehört die Schöpfungsschau, das Aufbauen von Kraft durch Naturmeditation, wobei die kosmischen Energien von Feuer, Luft, Wasser und Erde bewusst aufgenommen werden.
Das Hildegard-Fasten kann als praktisches Ritual dazu beitragen, gesund zu bleiben und Krankheiten vorzubeugen. Wie viele Kosten würden damit gespart, anstatt immer erst zu warten, bis die Übel ausgebrochen sind.

5. Eure Lebensmittel sollen eure Heilmittel sein

Die Ernährungstherapie der heiligen Hildegard

Gesundheitslehre hat wesentlich zu tun mit richtiger Ernährung. Die alten Weisheitslehren der Menschheit wissen dies. Die Chinesen haben ihre jahrtausendealte Gesundheitsküche, die Japaner die Makrobiotik, die Inder die Ayurveda-Medizin mit ihrer Gesundheitsküche, die Griechen kennen die 2000 Jahre alte Gesundheitslehre des Hippokrates: »Eure Lebensmittel sollen eure Heilmittel sein.« Unkenntnis auf diesem Gebiet hat im Bereich des westlich-abendländischen Raumes bis heute zu einem gewaltigen, sich gegenseitig widersprechenden Diätenwirrwarr geführt. Viele Ernährungsapostel haben zum Teil mit viel Fanatismus aus der Ernährung eine neue Religionsbewegung gemacht: Rohköstler, Trennköstler, Eiweiß-Diäten, Vitamin- und Mineralien-Fetischisten, Säure-Basen-Pseudowissenschaftler. Die Fleisch-, Milch- und Eierindustrie hat das Vakuum ausgenützt. Zu viel Fleisch und Wurst, zu viel fetter Käse und viele Eier in Süßspeisen und Kuchen sind zum Statussymbol der Wohlstandsgesellschaft geworden. Der Preis für diese »Eiweiß-Mast« ist sehr hoch und gefährlich, nicht nur für die Gesundheit der Erde mit ihren begrenzten, natürlichen Ressourcen, sondern für die Gesundheit in der sogenannten Ersten Welt. Zudem belaufen sich die Kosten für die daraus entstandenen chronischen Zivilisationskrankheiten auf Milliarden Euro.

Nicht nur die Arteriosklerose als Folge der Eiweiß-Überernährung, sondern vor allem das hohe Krebsrisiko als Folge einer zu fetten Diät sind zum Damoklesschwert für die Menschen unserer Breitengrade geworden. Die Empfehlungen der Deutschen Gesellschaft für Ernährung haben daran nichts geändert: Im Gegenteil, je mehr das Wissen um die Zusammenhänge von Ernährung und Krankheiten zugenommen hat, umso mehr haben sich die ernährungsbedingten Krankheiten ausgeweitet. Heute beweisen viele wissenschaftliche Untersuchungen, dass diejenigen Menschen, die in ihrer Ernährung tierisches Eiweiß und Fette einschränken und mehr oder weniger vegetarisch leben, im Allgemeinen gesünder sind. In der sogenannten Finlandia-Studie, die der finnische Arzt T. Adlercreuz in Helsinki über die letzten 10 Jahre durchgeführt hat, wurden verschiedene Vegetarier mit Personen mit sogenannter Zivilisationskost verglichen. Dabei zeigte sich, dass durch den erhöhten Fleisch- und Fettkonsum ein höherer Cholesterin- und Gallensäurespiegel entsteht, der wiederum für einen höheren Sexualhormonspiegel verantwortlich ist. Je mehr Fett im Körper, umso höher ist der Sexualhormonspiegel, umso mehr steigt das Risiko der sexualhormonabhängigen Tumorarten wie Dickdarm-, Prostata- und Brustkrebs. Besonders der weibliche Organismus ist auf höhere Östrogenspiegel besonders empfindlich. 60 % der spezifischen Krebsarten von Frauen hängen mit der Höhe des Fettkonsums und dem damit einhergehenden höheren Östrogenspiegel zusammen. Durch einen erhöhten Östrogenspiegel wird das Brustgewebe gereizt, wodurch es zu Brustschmerzen (Mastopathie) und Zystenbildung kommt. Brustkrebstumore werden durch zu viel Östrogen zum Wachsen angeregt. Das geringe Krebsrisiko bei Vegetariern geht darauf zurück, dass bei vegetarischer Kost viele Ballaststoffe in den Dünndarm gelangen, wo sie Cholesterin und Gallensäure binden, und der erhöhte Hormonspiegel dadurch auf natürliche Weise gesenkt wird.

So steht die 800 Jahre alte Ernährungstherapie der heiligen Hildegard nicht nur in Übereinstimmung mit den großen Weisheitsreligionen der Welt, sondern sie ist auch wieder für unsere westliche Welt hochaktuell geworden. Die Hildegard-Küche bietet eine abwechslungsreiche, vielseitige Lebensmittelpalette mit Dinkel, Obst und Gemüse im Mittelpunkt und Fleisch- und Milchprodukten als Beilage oder für eine gezielte Diät. Bei der Auswahl der Lebensmittel entscheiden nicht nur die analytischen Daten von Spurenelementen, schon gar nicht die Kalorien, sondern vielmehr der Heilwert (die Subtilität), den die einzelnen Lebensmittel für die Menschen haben.

Dinkel, das Heilmittel Nr. 1 der Hildegard-Heilkunde

Dinkel ist kein Weizen, sondern ein uraltes Getreide aus der Familie der Spelz-Getreidearten. Die diätetischen Eigenschaften von Dinkel bei der Behandlung von chronischen Krankheiten wurden von Vertretern der Hildegard-Heilkunde in den letzten 30 Jahren systematisch untersucht und auf dem II. Hohenheimer Dinkelkolloquium im März 1991 vorgetragen. Die praxisbezogenen Erfolge mit dem Dinkel sind bei kritischer Überlegung eindeutig auf die konsequente Umstellung von Weizen auf Dinkel zurückzuführen. Wir wurden auf Dinkel aufmerksam, weil nur ganz wenige Mittel bei Hildegard von Bingen diätetisch ähnlich hoch geschätzt werden:
Die konsequente Anwendung mit Dinkel als Basisdiät eignet sich bei der Behandlung von folgenden Krankheiten:

1. Magen-Darm-Krankheiten:
   - Durchfallerkrankungen
   - Colitis ulcerosa
   - Morbus Crohn
   - Zöliakie/Sprue
   - Obstipation
   - Divertikulose
   - Hämorrhoiden
2. Neurodermitis und andere Allergien:
   - Nahrungsmittelallergien
3. Stoffwechselerkrankungen:
   - Diabetes mellitus
   - erhöhte Blutfette
4. Rheumatische Erkrankungen:
   - chronische Polyarthritis
5. Nervenleiden:
   - Depressionen
6. Arzneimittelschäden:
   - Antibiotika-Schäden
   - Abführmittelmissbrauch
7. Geschwulsterkrankungen

Wir empfehlen fast jedem unserer Patienten, dreimal täglich Dinkel in irgendeiner Form zu sich zu nehmen:

Morgens:
Dinkel-Habermus
Dinkelkaffee

Mittags:
Dinkelreis
Dinkelkernotto (geschälter Dinkel)

Dinkelnudeln
Dinkelspätzle
Dinkelgrießsuppe mit Gemüse
Kopfsalat mit Dinkelkörnern

Abends:
Dinkelbrot

Bisher wurde noch so gut wie keine Dinkelunverträglichkeit oder Dinkelallergie beobachtet, ein besonders wichtiger Vorteil zum Weizen, von dem die Weizenglutenallergie (Zöliakie/Sprue) bekannt ist.
Bei kritischer Betrachtung zeigt sich, dass die Heilerfolge mit Dinkelkuren zu 90 % der konsequenten Ernährungsumstellung von Weizen auf Dinkel zuzuschreiben sind. Unsere klinischen Beobachtungen an über 10 000 Patienten über einen Zeitraum von 30 Jahren sind ein überzeugender Beweis für die Wirksamkeit der Dinkelkuren.
Gleichzeitig hat Dinkel eine große ökologische Bedeutung, sowohl für die Gesundheit der Erde als auch für die Gesundheit der Menschen. Dinkel benötigt zum optimalen Wachstum weder chemische Düngemittel noch Pestizide, Insektizide oder Halmverkürzer. Seine Spelzhülle schützt sogar vor radioaktivem »Fall-out«. Wie wir 1986 nach der Katastrophe von Tschernobyl zeigen konnten, war der Dinkel durch seine Spelzhülle zehnmal weniger radioaktiv belastet als der Weizen.
Die Spelzen schützen den Dinkel aber auch vor Pilzbefall, den sogenannten Fusarien (Schimmelpilze), die die Getreidekörner befallen und durch ihren Stoffwechsel hochgiftige Toxine bilden. Diese Toxine sind nicht nur stark giftig, sondern führen bei Tieren und Menschen zu Fehlgeburten, Missgeburten und Unfruchtbarkeit. Von ganz wenigen Patienten abgesehen, hat die

Dinkelkost bei 10 000 Patienten niemals Allergien ausgelöst. Im Gegenteil, der »reine« Dinkel ist das erfolgreichste Heilmittel bei Lebensmittelallergien und allergischen Erkrankungen wie Milchschorf, Heuschnupfen, Polyarthritis, Kolitis, Neurodermitis, Asthma, Morbus Crohn, Zöliakie oder Sprue, einer Weizenglutenallergie. Aber das gilt nur, wenn der Dinkel keinen Weizenanteil enthält.
Da in den letzten 100 Jahren auch wegen Ertragssteigerungen Weizen in den Dinkel hineingezüchtet wurde, empfehlen wir nur alte oder neue herausgemendelte Dinkelsorten, in denen sich kein oder ein nur sehr geringer Weizenanteil befindet.
Hildegard beschreibt aber auch die anderen herkömmlichen vier Getreidearten Weizen, Hafer, Roggen und Gerste. Bereits vor über 800 Jahren nimmt sie in ihrem Kapitel über den Weizen die gesamte Reformbewegung in der Vollwerternährung vorweg:

Der Weizen erwärmt den Menschen und ist so vollwertig, dass er keine Zusatzstoffe braucht. Wenn man das richtige Weizenmehl aus dem ganzen Korn herstellt, wirkt das Brot aus diesem Vollkornmehl für Gesunde und Kranke nur gut und führt den Menschen zu rechtem Muskelfleisch und rechtem Blut.
Wenn der Müller dagegen den Grieß der Weizenkörner aussiebt und man aus diesem weißen Weizenmehl Brot, Brötchen oder Kuchen backt, wird dieses Gebäck auf den Menschen krank machender und schwächender wirken als Vollkornmehl. Dieses Mehl hat nämlich seinen Weizenwert verloren und bewirkt im Menschen weit mehr Verschleimung (Bronchitis und Katarrh) als das richtige Weizenvollkornmehl.
Genauso verschleimen Weizennudeln oder Weizenpizza, ganz gleich, ob sie aus Weiß- oder Vollkornmehl oder Grieß hergestellt werden.

Hafer ist fast so gut wie Dinkel. Er fördert Frohsinn und Gesundheit. Kranke Personen sollen keinen Hafer essen, weil er zu Verstopfung führen kann.
Roggen ist ein Schlankmacher, und dementsprechend können dünne, schlecht durchblutete Personen – besonders jene mit Gastritis – Roggen nicht gut verdauen.
Die berühmte Berner Gerstensuppe taugt weder für Gesunde noch Kranke, da Gerstengetreide eine auskühlende Wirkung hat, die frostiger und schwächender wirkt als alle anderen Getreidekörner. Gerste als Brot oder Suppe gegessen, verletzt gesunde und ausgekühlte kreislaufschwache Menschen, denn die Gerste hat nicht die Heilkräfte der anderen Getreidearten. In flüssiger Form ist Gerste als Bier allerdings gut und bekömmlich.

Die Gemüsearten

Hildegard hat in ihrer *Physica* alles beschrieben, was es damals auf dem Markt zu kaufen gab. Dazu gehören die alten Gemüsearten, auch der Kohl, den sie wegen der blähenden Wirkung nicht empfiehlt. Dafür gibt sie aber einigen besonderen Gemüsearten den Vorzug:

Edelkastanien

Die Edelkastanie wird von Hildegard bei jeglicher Art von Schwächezuständen empfohlen. Damit kommt der Edelkastanie eine bedeutende Schlüsselrolle für Körper und Seele zu. Aufgrund ihrer Inhaltsstoffe und der gespeicherten Sonnenenergie ist sie in der Lage, den Menschen so vollständig und harmonisch zu ernähren, dass er seine Ausstrahlung und Widerstandskraft zurückerhält. Dabei hilft sie der Leber, wieder gesund zu werden und dadurch den Menschen ins rechte Maß zu bringen. Die Edelkastanien haben sich bei allen auszehrenden Krankheitszuständen wie z. B. Krebs bestens bewährt. Sogar ein entkräfteter, bettlägeriger Aids-Patient hat dadurch, dass er täglich Edelkastanien aß, innerhalb von vier Wochen wieder 18 Kilogramm zugenommen, konnte das Krankenhaus verlassen und kann heute wieder seiner Arbeit nachgehen. Das Krankheitsgefühl ist weg, solange er Edelkastanien zu sich nimmt.

Edelkastanien wurden besonders im südeuropäischen Raum bis zur Barockzeit als wichtigste Kohlenhydratquelle gegessen. Später wurden sie durch die Kartoffeln verdrängt, die aber – wie auch alle anderen Nachtschattengewächse: Tomaten, Auberginen und Paprika – eine psychotrope, d.h. eine belastende Wirkung auf das Nervensystem ausüben.

Die Maronen, die gerösteten Edelkastanien, sind auch für die Milz ein wichtiges Heilmittel. Sie ist das wichtigste Abwehrorgan des Menschen. Nach Hildegard hat sie darüber hinaus die Funktion, das Herz zu entgiften. Besonders bewährt haben sich die Edelkastanien neben dem Dinkel bei Leukämie, bei der durch Dinkel und Edelkastanien die Leukozytenzahl fällt, wohingegen Nachtschattengewächse (Kartoffeln, Tomaten, Paprika, Auberginen) die Leukozytenzahl krankhaft ansteigen lassen.

Fenchel

Fenchel ist in jeder Form (Fencheltee, Fenchelgemüse, Fencheltabletten) eines der wichtigsten hundertprozentigen Heilmittel für den Menschen. In der Hildegard-Heilkunde ist er das Universalmittel für alle Magen- und Darmleiden, besonders bei

Gastritis, Magengeschwüren und Übersäuerung. Fenchel ist daher eine besonders wirksame Alternative zu den sogenannten Säureblockern, H_2-Blockern, Protonenpumpenhemmern und Antacida. Fenchel räumt mit den Fäulnisstoffen im Darm auf, weshalb er auch als Karminativum (Reinigungsmittel) bezeichnet wird. Seine krampflösenden Eigenschaften sorgen dafür, dass sich die »verhockten Winde« lösen. Daher wird er nicht nur in der Kinderheilkunde bei Krämpfen angewendet, sondern besonders auch bei Magen-Darm-Koliken.
Fenchel hilft bei Verdauungsbeschwerden und Blähungen und wirkt gegen die Übersäuerung des Magens und Sodbrennen nach Diätfehlern und fetten Speisen.

Bohnen

Neben dem Dinkel stehen die Bohnen – physiologisch gesehen – an vorderer Stelle in der Hildegard-Küche. Bohnen gehören zu den preiswertesten und wohlschmeckendsten pflanzlichen Eiweißquellen, denn sie haben 20–25 % pflanzliches Eiweiß, das gut vom Körper aufgenommen wird.

Kichererbsen

Wie in der orientalischen Küche verwendet auch die Hildegard-Küche mit Vorliebe Kichererbsenpüree, das man zu Hummus oder Falafel verarbeiten kann. Hildegard lobt ihre gute Bekömmlichkeit und ihre fiebersenkende Wirkung.

Rote Rüben/Rote Bete

Bei Hildegard steht nicht ausdrücklich etwas von roten Rüben (Rote Bete). Nach der Subtilität können alle Rüben verwendet werden, auch gelbe Mohrrüben oder weiße Teltower Rübchen. Bei Patienten mit Hautleiden haben wir mit roten Rüben oder Roten Beten die besten Erfahrungen gemacht. Hier setzen wir Rote-Rüben-Salat mit Quendel ein, um die Hautdurchblutung zu verbessern.

Kürbis

Kürbis, besonders das Kürbispüree, kann zu einer schmackhaften Kürbissuppe, zu Kürbiskuchen oder Kürbisgemüse verarbeitet werden. Zu den Kürbissen gehören auch die Zucchini sowie die amerikanischen Squash-Sorten (Winter- und Sommersquash).

Sellerie

Das Wurzelgemüse Sellerie ist sehr gesund, nicht nur wegen seiner reichen Mineralstoffe und kreislaufanregenden Öle, sondern es kann auch in Form des Selleriesamen-Mischpulvers gegen Rheuma, Arthritis und Gichtschmerzen sowie zur Senkung von Harnsäure eingesetzt werden.

Zwiebeln

Obwohl Zwiebeln in keinem Essen fehlen sollten, können sie von Magenkranken oft nicht vertragen werden, weil sie Blähungen, Bauchschmerzen und Aufstoßen verursachen können. Die Zwiebelsuppe wird von uns vielfach als Testsuppe angesehen, um derartige Leiden zu entdecken.

Knoblauch

Knoblauch hilft bei Verdauungsstörungen, Blähungen, Durchfall und chronischen Verstopfungen, da er in der Lage ist, die normale Darmflora wiederherzustellen. Ganz besonders interessant ist die cholesterinsenkende Wirkung des frischen Knoblauchs.

Heilkräfte des Obstes

Apfel

»An apple a day keeps the doctor away.« So sagen die Amerikaner. Wer einen Apfel am Tag isst, braucht keinen Arzt. Die wertvollen Säuren verleihen dem Apfel seinen erfrischenden, aromatischen Geschmack und fördern Speichelfluss und Verdauung. Gekochte oder gedünstete Äpfel sind für alle, für Gesunde und für Kranke, leicht bekömmlich. Darum wird beim Fastenbrechen auch ein Bratapfel gereicht. Gedünstete Äpfel verhindern das Wachstum von krank machenden Darmbakterien, die zu Durchfallerkrankungen führen können. Daher wird Apfelmus in der Durchfall- und Fiebertherapie erfolgreich eingesetzt.
Die im Apfel enthaltenen Pektine quellen sehr leicht und reinigen den Darm von krank machenden Fäulnis- und Schlackenstoffen. Außer dem hohen Gehalt an löslichen Pflanzenfasern wird auch die cholesterinsenkende Eigenschaft des Pektins geschätzt.

Birnen

Rohe Birnen sind nicht gut bekömmlich. Wer also Birnen essen will, kocht oder dörrt sie besser.

Die purgierende oder reinigende Wirkung der Birnen wird im Bärwurz-Birnen-Honig noch verstärkt. Mit dieser Kur kann eine Darmsanierung durchgeführt werden, bei der die pathologische Darmflora, also die krank machenden Darmbakterien, ausgeleitet werden kann. Diese Kur, schreibt Hildegard, ist kostbarer als Gold, und aus Erfahrung an Hunderten von Patienten haben wir damit eine Darmsanierung durchgeführt, die man »normalerweise« mit Antibiotika bzw. Antimykotika durchführen müsste, die schwere gesundheitliche Nebenwirkungen haben.
Rezept: Bärwurz-Birnen-Honig (siehe S. 64)

Quitten

Quitten sind uneingeschränkt gut für Gesunde und Kranke, denn sie können sowohl roh als auch gekocht oder als Quittenmus gegessen werden. Quittensaft hat sich hervorragend bei Rheuma und Gichtleiden bewährt, da er den Harnsäurespiegel senken kann. In der Rheumatherapie wird Quittenmus oder Quittenmarmelade zusammen mit Selleriesamen-Mischpulver (siehe S. 162) auf Brot eingenommen. Mit dieser Kur verschwinden nicht nur Rheumaschmerzen, sondern auch der Harnsäurespiegel kann dadurch gesenkt werden.
Der Quittenschleim hat eine entzündungshemmende Wirkung bei Magen- und Darmleiden und Durchfallerkrankungen und wird auch in der Heilmittelindustrie zur Herstellung von Emulsionen und Elixieren empfohlen. Da Quitten sehr eisenreich sind, wirken sie blutbildend bei Anämie.

Mispeln

Die Mispel war im Mittelalter ein beliebter Obstbaum und im St. Galler Klosterplan durch Karl den Großen in jedem Kloster-

garten vorgeschrieben. Besonders von den Italienern, Griechen und Türken wird die Mispel sehr geschätzt. Wir verwenden die Mispel bei Muskelschwäche, Muskelatrophie und Amyotropher Lateralsklerose (ALS), weil – wie Hildegard schreibt – durch Mispelmus die Fleischpartien wieder wachsen.
Mispeln sind reich an wertvollen Gerbstoffen und Pektinen und haben den höchsten Vitamin-C-Gehalt von allen Früchten. Sie werden auch von Patienten mit empfindlichem Magen und Darm sehr gut vertragen und eignen sich bei der Behandlung von abgemagerten Menschen sowie Krebs- und Aids-Patienten. Mispelschleim entfernt im Magen und Darm Fäulnis- und Schlackenstoffe und eignet sich daher besonders gut zur Behandlung von Neurodermitis.

Kirschen

Sowohl Süß- als auch Sauerkirschen enthalten den roten Fruchtfarbstoff der Flavonoide. Diese Gruppe gehört zum Vitamin P, dem Permeabilitätsvitamin, welches brüchige Gefäße wieder reparieren kann. Diese Anwendung wirkt sehr gut bei Krampfaderleiden oder bei der Retinopathia diabetica.

Kornelkirschen

Die Kornelkirsche (Hartriegel oder *Cornus mas)* ist eine weitverbreitete Heckenpflanze. Die knallroten Fruchtfarbstoffe sind ebenfalls aus der Vitamin-P-Reihe und üben einen ausgesprochenen Schutz und eine Heilwirkung auf die entzündeten Schleimhäute des ganzen Verdauungsapparates aus. Aufgrund ihrer entzündungshemmenden und gefäßschützenden Eigenschaften normalisieren diese Farbstoffe die gesteigerte Gefäßbrüchigkeit bei Entzündungen der Mund- und Rachenschleimhaut und stimulieren die Wundheilung bei Gastritis und Magen-Darm-Geschwüren und besonders die Kapillarbrüchigkeit bei der chronischen Veneninsuffizienz.

Himbeeren

Auch die roten Himbeeren enthalten den wertvollen Fruchtfarbstoff aus der Vitamin-P-Reihe. Himbeeren regen mit ihrem leicht säuerlichen, erfrischenden Geschmack die Speichel- und Magensaftsekretion an.
Himbeerwasser mit Galgant hat sich bei Kindern mit Fieber und bei Virusinfektion ausgezeichnet bewährt. Es ist gleichzeitig ein Schutz vor der normalen Virusgrippe. Himbeeren fördern die Verdauung und haben schweißtreibende und kühlende Eigenschaften.

Zitronen und Orangen

Die süße Orange *(Citrus sinensis)* und die Zitrone *(Citrus limon)* werden bei Hildegard als Zitrusbaum beschrieben. Sie beseitigen die Fieberstoffe. Wir wissen heute, dass die Wirkung von Zitrusfrüchten bei fieberhaften Zuständen auf das Vitamin C (Ascorbinsäure) zurückgeführt werden kann. Vitamin C ist an der Biosynthese der Nebennierenhormone beteiligt und hilft daher bei allen Stresszuständen, Infektionen, Verletzungen, Verbrennungen, Kälte und Blutverlust sowie bei starken körperlichen und psychischen Belastungen.

Süße Mandeln

Süße Mandeln gehören in die Diät von Patienten mit Nerven-, Lungen- und Leberleiden sowie ins tägliche Habermus zum

Frühstück. Mandeln verbinden sich püriert sehr leicht mit Wasser zu Mandelmilch, die sich auch bei Nieren- und Harnwegsinfektionen bewährt hat.

Kopfsalat

Kein Mittagessen ohne Kopfsalat. Besonders der »hildegardisierte« Kopfsalat mit daruntergemischten gekochten Dinkelkörnern ist ein Universalverdauungsmittel und hilft gegen Verdauungsschwäche, Verstopfung und Durchblutungsstörungen des Gehirns.

Kräuter und Gewürze

Der Ernährungswissenschaftler Professor Dr. Hans Glatzel ist davon überzeugt, dass die Duft- und Schmeckstoffe der Gewürze nicht minder lebenswichtig sind als das Eiweiß, das Fett und die Vitamine.
Kräuter und Gewürze sind also nicht nur für einen besseren Geschmack da, sondern diese Stoffe regen die Durchblutung, den Stoffwechsel und die Verdauung an. Darüber hinaus machen sie die Speisen bekömmlich und beseitigen im Menschen die schlechten Säfte, wenn sie in Maßen genossen werden.

Die Hildegardischen Kräuter und Gewürze bringen zudem einen Hauch von »Tausendundeine Nacht« in die Küche, weil die meisten Kräuter früher aus dem Orient kamen, wo sie nicht nur als Aroma-, sondern auch als Arzneimittel verwendet werden. Und so kommt es, dass viele Gewürzpflanzen als Heilpflanzen in der Küche eingesetzt werden. Durch die moderne Naturstoffchemie können die Inhaltsstoffe heute isoliert werden, so dass man die

Wirksamkeit und Unbedenklichkeit der Kräuter und Gewürze in vielen wissenschaftlichen Studien bestätigen konnte.

Der Hildegard-Speiseplan

Mit dieser kleinen Lebensmittelauswahl lässt sich ein abwechslungsreicher Speiseplan nach dem Fasten erstellen, der in jeder Hinsicht den Ansprüchen einer optimalen Ernährung entspricht. Man kann das Fasten durch eine geeignete Speisefolge fortsetzen, wobei sich drei Schwierigkeitsgrade bewährt haben:

1) Der leichteste Schwierigkeitsgrad:
Eine Ernährungsumstellung auf Dinkel, Obst und Gemüse mit mehr oder weniger vegetarischer Kost, einmal wöchentlich Fisch und einmal wöchentlich Fleisch, wobei vor allem Geflügel (Hühnchen, Pute und Straußenfleisch) empfohlen wird.

2) Der mittlere Schwierigkeitsgrad:
Jeden Tag normale Hildegard-Küche auf der Basis von Dinkel, Obst und Gemüse, aber jeden 2. Tag Brotfasten, absolut frei von tierischem Eiweiß und Fett. Zum Beispiel morgens Habermus oder Dinkelbrot. Mittags Dinkel-Kopfsalat mit butterweich gekochten Dinkelkörnern. Abends Dinkelschrotsuppe mit Gemüse oder Dinkelbrot. Es kann so viel Brot gegessen werden, bis ein Sättigungsgefühl eintritt, aber ohne Wurst, Käse oder Eier. Dieses Fasten kann drei bis sechs Monate ohne Schwierigkeit fortgesetzt werden.

3) Der höchste Schwierigkeitsgrad:
Das Hildegard-Fasten auf der Basis von Dinkelgrieß-Gemüsesuppen, Fencheltee, Apfelsaft oder Dinkelkaffee.

Auch diese Schutzkost verzichtet auf tierisches Eiweiß und ist ein gutes Vorbeugungsmittel gegen Zivilisationskrankheiten. Es gibt daher aus ernährungsbedingter Sicht genügend Gründe, mindestens

- einmal täglich,
- einmal 1 Tag wöchentlich,
- einmal 1 Woche monatlich,
- einmal 1 Monat jährlich

auf tierisches Eiweiß und Milcheiweiß zu verzichten. Die Hildegard-Küche ist abwechslungsreich, wohlschmeckend und stellt an den Koch keine besonders hohen Anforderungen. Das Geheimnis liegt darin, den Dinkel und seine Produkte in den Mittelpunkt zu stellen und sie mit anderen heilenden Lebensmitteln zu ergänzen. Aus dieser Sicht folgt hier ein typischer Speiseplan für eine Aufbauwoche, wie sie nach dem Fasten im Hildegard-Kurhaus durchgeführt wird:

Speiseplan für eine Fasten-Aufbauwoche

Montag:

Gemüsesuppe
Grießklößchen mit Quendelsauce, Bohnen, Pastinaken, grüner Salat, Birne Melba
abends: Fenchel-Orangen-Mandelsalat, Maroniaufstrich

Dienstag:

Maronisuppe
Bunter Gemüseauflauf, grüner Salat
Rote Grütze
abends: Gemüse-Nudel-Salat

Mittwoch:
Karottencremesuppe
Kichererbsenpüree, Gemüseplatte, Salat, Sauerkirschkompott
abends: Apfel-Zwieback-Auflauf, Rotweinsauce

Donnerstag:
Rote-Bete-Suppe
Karotten-Sellerie-Gemüse, Salat
Maronikuchen
abends: Fenchel-Apfel-Salat, vegetarischer Aufstrich

Freitag:
Dinkelschrotsuppe
Fischfilets mit Weinsauce auf Blattspinat, Salat
Obstsalat
abends: Gemüsesülze, vegetarischer Aufstrich

Samstag:
Kürbissuppe
Kräuter-Grießschnitten im Dampf gegart mit Muskatsauce, Karotten und Sellerie, grüner Salat
Bratapfel, mit Zimt und gehackten Mandeln gefüllt
abends: Gemüsehörnchen, Salat

Sonntag:
Klare Brühe mit Gemüsestreifen
Gedünstete Fenchelhälften und Karotten, Dinkelreis, grüner Salat, Apfelkompott
abends: Suppe, Rote-Bete-Auflauf, vegetarischer Auflauf

Eine große Zahl von Rezepten finden Sie in meinem »Hildegard von Bingen Kochbuch«.

6. Ganzheitliche Heilung an Leib und Seele

Die Psycho-Neuro-Immunologie

Sobald die seelisch-auslösenden Ursachen einer Erkrankung nach Hildegard von Bingen mit berücksichtigt werden, kann eine umfassende Heilung gleichzeitig auf mehreren Ebenen ablaufen, wenn auch selbstverständlich akzeptiert werden muss, dass eine völlige Heilung erblich-seelisch bedingter Erkrankungen nicht im Bereich des menschlich Machbaren liegen kann! Werden aber alle Bereiche einer ganzheitlichen Heilung in Erwägung gezogen, können Heilungen auf göttlich-kosmischer, seelischer und körperlicher Ebene betrachtet werden. Aus einer ganzheitlichen Sicht ist freilich ebenso klar, dass eine Medizin, die sich nur auf die körperliche Ebene konzentriert, zu einer sinnlosen Verschwendung von Zeit, Geld und Intelligenz führen muss, weil sie am Ziel vorbeibehandelt.

Beispiel: Darm

Da das Abwehrsystem zu 80 % im Darm angesiedelt ist, entscheiden die Darmflora und eine vernünftige Ernährung zu einem bedeutenden Teil über Krankheit und Gesundheit. Das hatte bereits Paracelsus erkannt, der den Satz prägte: »Der Tod sitzt im Darm.« Wird das harmonische Gleichgewicht dieser Einheit aus Psyche, Abwehrsystem und Darmflora gestört, können schwere gesundheitliche Störungen auftreten. Der Darm ist die Zielscheibe starker seelischer Reaktionen. Hildegard beschreibt 35 Laster oder seelische Risikofaktoren, die auf Magen und Darm »schlagen« können. Wut, Zorn, Ärger und Frustration können die »Wut im Bauch« auslösen, die dermaßen »wurmen« kann, dass die gesunde Darmflora zerstört wird. Nach Hildegard haben wir immer zwei Pole in uns: Geduld und Wut, Liebe und Neid, Freude und Traurigkeit, Kraft und Schwäche. Oft aber sind wir auf einen Pol fixiert, z. B. auf die Wut, die mich eine lange Zeit festhalten kann, bis sie im Körper als »Wut im Bauch« oder »Selbstaggression« hängen bleibt. Die Wut kann mich so »wurmen«, dass sie sich als Hefepilzinfektion materialisieren kann. Hinter der Wut steckt aber eine Heilkraft, die Geduld, die mich befreien und heilen kann. Die Wut kann mir Kraft geben, mich von meiner Verletzung zu distanzieren und endlich loszulassen, damit ich wieder frei und heil werden kann. Nach Hildegard gilt es, die Körpersprache zu verstehen und dahinter die seelischen Auslöser zu sehen, wie sie es in ihrer visionären Psychotherapie mit symbolischer Eindringlichkeit beschreibt:

- Unbarmherzigkeit: Magen-Darm-Geschwüre
- Zorn, Wut, Aggression: Magen-Darm-Infektionen, -Entzündungen, -Mykosen
- Gottlosigkeit: blutende Hämorrhoiden
- Unglück: Depression, die aus dem Darm kommt
- Neid: Blähungen, explosionsartige Durchfälle, Kolitis, Morbus Crohn, Koliken
- Verzweiflung: Depression, Koliken, Blähungen
- Traurigkeit: Depression, Verstopfung

Werden die krank machenden Leidenschaften unterdrückt und verdrängt, werden die meist chronischen Krankheiten immer wiederkommen, meistens noch schlimmer, als sie zu Beginn waren. Erst wer in der Lage ist, hinter den Krankheiten die seelisch-auslösenden Ursachen zu sehen, und die Kräfte benutzt, um sich davon zu distanzieren, loszulassen und zu befreien, kann an Seele, Geist und Körper geheilt werden.

Wenn die Darmflora entgleist

Erkrankungen des Immunsystems

Hefe- und Schimmelpilze produzieren gewebsschädigende Enzyme (Proteinasen, Lecithinasen), die die Darmwand durchlässig machen, so dass massenhaft Allergene ins Blut und Lymphsystem gelangen. Dadurch wird das Immunsystem überbelastet, so dass es zu allergischen Reaktionen, Autoimmun- und Autoaggressionsreaktionen kommt. Durch die geschädigte Darmwand dringen auch große Mengen Nahrungsmittelteile (nutritive Allergene) ins Blut, die Nahrungsmittelallergien auslösen können. Zu den allergischen Erkrankungen zählen:

- Neurodermitis, Heuschnupfen
- Asthma
- Nahrungsmittelallergien
- Abwehrschwäche

Toxische Pilzgifte (Mykotoxine) sind aber auch krebserregend und erzeugen Zellen, die das Abwehrsystem schwächen und die Bildung von Abwehrstoffen blockieren. Zu solchen Krankheiten des Immunsystems gehören:

- Krebs
- Multiple Sklerose
- Aids

Erkrankungen der Leber, der Galle und der Milz

Unter dem Einfluss einer Pilzinfektion vermehren sich auch andere Fäulniserreger, die ihre toxischen Fäulnisprodukte an Blut und Lymphe abgeben. Besonders unter dem Einfluss einer eiweißreichen Ernährung entwickeln sich sehr viele Fäulnisstoffe, zu denen Ammoniak, Schwefelwasserstoff, Phenol, Indol, Skatol und Kresol gehören. Alle diese Stoffe sind lebertoxisch und können zu folgenden Erkrankungen führen:

- Leberentzündung
- Leberzirrhose
- Milzentzündung
- Gallenblasenentzündung

Hefepilze produzieren Alkohole, die die Leber angreifen, so dass die Leberwerte steigen, ohne dass man einen Tropfen Alkohol getrunken hätte.

Die Ursachen der Pilzinfektionen

Bei zahlreichen chronischen Krankheiten, besonders bei chronischen Entzündungszuständen, liegen Darmpilzinfektionen zugrunde:

1. Magen-Darm-Erkrankungen:
   - Gastritis, Roemheld-Syndrom
   - chronischer Durchfall oder Verstopfung
   - Morbus Crohn, Colitis ulcerosa
2. Chronisch rezidivierende Entzündungen der Mund-, Nasen-, Rachenschleimhaut und der Atemwege:

- Sinusitis
- Mandelentzündung
- Ohrenentzündung
- Bronchitis
- Mundsoor

3. Chronische Infektionen des Urogenitalsystems:
   - chronisch rezidivierende Harnwegsinfektionen
   - Prostatitis, Vaginalinfektion
4. Hauterkrankungen:
   - Neurodermitis
   - Ekzeme
   - Akne
   - Furunkulose

Da sich sowohl die Haut als auch die Schleimhaut sowie die Sehnen, Bänder und Bandscheiben aus dem äußeren Keimblatt (Ektoderm) entwickelt haben, müssen die Ursachen von Haut- und Gelenkerkrankungen auch im Darm (Endoderm) gesucht und mitbehandelt werden. Frau Dr. Ingrid Menzel, Hautärztin an der Universitätsklinik Frankfurt, konnte bei Neurodermitis, Psoriasis, Akne, Furunkulose sowie bei Rheumatoider Arthritis und der Windeldermatitis in den meisten Fällen auch eine Darmpilzinfektion feststellen. Die Zellbestandteile und die toxischen Stoffwechselprodukte (Mykotoxine) der Pilze können als Trigger-Faktoren solche Erkrankungen auslösen. So konnten bei den meisten Patienten sowohl im Stuhl Hefepilze als auch im Blut candidaspezifische IgE-Antikörper nachgewiesen werden.

Bei einem gesunden Menschen haben Hefepilze keine Chance, da sie vom Immunsystem vernichtet werden. Jede Pilzinfektion gibt aber Hinweise auf eine geschwächte Abwehr und eine zerstörte Darmflora. Die hemmungslose Verwendung von Arznei-

mitteln, Hormonen und chemischen Giften hat in vielen Fällen zu schwerwiegenden Pilzinfektionen geführt, durch die entweder die natürliche Darmflora zerstört oder das natürliche Immunsystem geschwächt wurde. Fachleute schätzen, dass etwa 75 % der Bevölkerung unter Pilzinfektionen leiden.
Arzneimittel, die die Darmflora schädigen oder das Abwehrsystem zerstören, sind:

- Antibiotika, Mykotika
- Kortison
- Chemotherapie
- Antibabypille
- Konservierungsmittel wie Acetylsalicylsäure (ASS), Sorbinsäure, p-Hydroxy-Benzoesäure (Parabene)
- Quecksilber aus Amalgam-Zahnfüllungen
- Palladium aus Goldfüllungen

Die Roh- und Frischköstler haben offenbar bis heute den Sinn des Kochens und Backens nicht verstanden, denn erst dadurch werden die Lebensmittel verdaulich und die Wertstoffe genießbar. Hildegard schreibt im gleichen Zusammenhang, dass der Kochvorgang auch durch die Entgiftung der Speisen durch Weinessig, Salz, Knoblauch und Dill in der sogenannten Salatbeize erreicht werden kann. Nach Hildegard gibt es nur ganz wenige Lebensmittel, die von Natur aus auch roh hundertprozentig gesund sind und nicht gekocht werden müssen. Dazu gehören: die Edelkastanie, der Fenchel und die Quitten. Alle anderen Lebensmittel sind mit sogenannten Toxinen, Antinährstoffen oder groben Ballaststoffen belastet, die den Darm stark schädigen.
Die Roh- und Frischkost führt daher in Wirklichkeit zu katastrophalen Folgen für die Verdauung, die in Fäulnis übergeht,

weil der menschliche Darm im Gegensatz z. B. zu den Kühen keine Zellulose-spaltenden Enzyme hat. Die angeblich so vitamin- und mineralstoffhaltige Frisch- und Rohkost kann nicht verwertet werden, gelangt schließlich in den Dickdarm, wo sie von Fäulnisbakterien befallen wird. Hierbei produzieren die Fäulniserreger die von Hildegard beschriebenen Gasmengen, wie einen Düngerhaufen, wobei hochgiftiges Ammoniak und Schwefelwasserstoff entstehen, die die Leber und ihren Stoffwechsel vergiften. Die normale Darmflora wird von Fäulniserregern verdrängt, und das Spektrum verschiebt sich zugunsten der Darmpilze. Daher sollte die Vollwerternährung stets durch Kochen oder Dünsten Darmflora-freundlich zubereitet sein, weil sie erst in diesem Zustand das Wachstum und Gedeihen der natürlichen Darmflora fördert.

Dinkel sorgt für das richtige Milieu der Darmflora

Im Vergleich zu allen anderen Getreidearten hat Dinkel die wenigsten Ballaststoffe, die aber gut vom Körper aufgenommen werden und abbaubar sind. Daher schreibt Hildegard auch: »Dinkel ist das mildeste Getreide«, d. h., es entstehen am wenigsten Blähungen und Darmgase. Im Gegenteil: Die durch den Koch- oder Backvorgang aufgeschlossenen Ballaststoffe werden von der Darmflora zu Essigsäure, Propionsäure und Buttersäure abgebaut, die das richtige schwachsaure Milieu bilden, in dem die Milchsäurebakterien im Dünndarm wachsen können. Hefe- und Schimmelpilze hingegen wachsen im schwachbasischen Milieu. Sie lösen sich im schwachsauren Milieu von der Darmwand ab und werden so ausgeschieden. Die langfristige Dinkelkost ist daher der beste Schutz gegen Hefepilze und das beste Futter für die Milchsäurebakterien.

Therapieplan zur Darmsanierung nach Hildegard

Die Hildegardische Darmsanierung hat heute das Ziel, den steigenden Umweltbelastungen unserer Zeit standzuhalten, Krankheiten frühzeitig zu erkennen und zu verhüten sowie die chronischen Zivilisationskrankheiten in den Griff zu bekommen. Dazu gehören aus ganzheitlicher Sicht eine gute Analytik, eine darmfreundliche Darmsanierung, eine gesunde Ernährung und ein harmonischer Lebensstil.

Mit bis zu 300 Quadratmeter Fläche und 5–6 Meter Länge ist der Darm mit Abstand das größte Organ des Menschen und eine Zielscheibe seelisch-körperlicher Reaktionen. Wie die Haut hat der Darm eine Schutzfunktion, krank machende Keime abzuhalten; dazu benutzt er die gesunde Darmflora und das darmassoziierte Immunsystem. Störungen in diesem System sind heute sehr weit verbreitet und spiegeln den Gesundheits- und Krankheitszustand unserer modernen Zivilisation wider. Sie sind gekennzeichnet entweder durch ein überschießendes, selbstzerstörerisches oder durch ein geschwächtes Immunsystem und seine fatalen Folgen.

Im ersten Fall zerstört das eigene Immunsystem durch eine überschießende autoaggressive Reaktion die eigene Haut, Schleimhaut, Knorpel und Gelenke. Als Folge steigt die Zahl der Allergien und weiterer Erkrankungen wie:

- Neurodermitis
- Heuschnupfen
- Asthma
- Rheuma, Polyarthritis
- Multiple Sklerose

Bei einer geschwächten Abwehrkraft, gekennzeichnet durch den Zustand der von Hildegard beschriebenen Präkanzerose (»Vichtkrankheit«), ist eine Anfälligkeit für chronische Müdigkeit und Schwäche, Krebs, Aids und viele andere moderne, auch neuartige Virusinfektionen zu erwarten.
Darüber hinaus muss auch der Darm saniert werden, um hartnäckige Krankheiten auszuheilen, wie z. B.:

- chronische Verstopfung
- Magen-Darm-Geschwüre
- Hautleiden wie Schuppenflechte, Beingeschwüre, Akne
- Depressionen

Die Darmsanierung umfasst folgende Maßnahmen:

1. Analyse der gesamten Darmflora (Dünn- und Dickdarm), Suche nach Hefen (Candida) und Schimmelpilzen (Aspergillen)
2. darmfreundliche Darmreinigung mit der Bärwurz-Birnen-Honig-Kur und Wiederherstellung der stabilen gesunden Darmflora mit physiologischen Darmbakterien
3. grundsätzliche Einrichtung des Lebens, entsprechend den sechs goldenen Lebensregeln nach Hildegard von Bingen! Die Kunst des gesunden Lebensstils hält Leib und Seele gesund. Es gibt keine Heilung ohne einen gesunden Lebensstil.

Im Rahmen des im vorhergehenden Kapitel beschriebenen Dinkel-Diätplanes sollte eine Kur mit Bärwurz-Birnen-Honig durchgeführt werden. Verwendet wird der Bärwurz oder Bärenfenchel vorwiegend zur Herstellung von Bärwurzschnaps, ähnlich dem Enzian, der im Bayerischen Wald, im Erzgebirge und im Allgäu gebrannt wird. Im Erzgebirge kocht man eine

schmackhafte Köppernickelsuppe, die mit Bärwurz gewürzt ist. In der Volksmedizin fand dieses Gewürz aber auch als Aromatikum, Tonikum, gegen Katarrh oder Blasenleiden, bei Herzschwäche und als appetitanregendes Stomachikum Verwendung. Die Bärwurz ist z. B. Bestandteil eines der in Deutschland meistverkauften Magenbitter.
In der Kombination mit Birnen und Honig wirkt Bärwurz noch vielseitiger als die bewährte Hildegardische Goldkur!

Bärwurz-Birnen-Honig

In Zusammenarbeit mit Herrn Dr. Pohl vom Institut für Mikrobiologisch-Biochemische Analytik in Bad Saarow wurde eine erfolgreiche Ernährung zur Darmsanierung gefunden, die sich in der Praxis bewährt hat.
Die Herstellung beschreibt Hildegard wie folgt:

Rezept:
100 g Bärwurz-Mischpulver, bestehend aus:
35 g Radix Mei (Bärwurz)
28 g Rhiz. Galangae (Galgantwurzel)
22 g Radix Liquiritiae (Süßholzwurzel)
15 g Herba Satureja (Pfefferkraut)

mit 8 gekochten Birnen (Birnenwasser wegschütten!) und 8 EL Honig zu einem Mus vermischen, in Gläser abfüllen und kühl stellen.
Man verwendet den Bärwurz-Birnen-Honig entweder als Brotaufstrich oder pur, indem man für 4 Wochen täglich, je nach Lebensalter und Körpergewicht

- morgens 1 Msp. bis 1 TL vor dem Frühstück,

- mittags 2 Msp. bis 2 TL nach dem Essen,
- abends 3 Msp. bis 3 TL vor dem Schlafengehen einnimmt.

Die zusätzliche Einnahme von Acidophilus-Jura® sollte dabei nicht fehlen.

Mit dieser umfassenden Kur haben wir Hunderte von Patienten behandelt und dabei festgestellt, dass chronische Krankheiten erst dann ausheilen können, wenn auch die Ursachen im Darm (hier z.B. durch die Darmsanierung) behandelt wurden. Der Hildegard-Methode gelang es, sogar Autoaggressionskrankheiten wie Heuschnupfen, Asthma, Neurodermitis, Schuppenflechte, Rheuma und besonders Polyarthritis in den Griff zu bekommen, wobei auf chemische Medikamente vollständig verzichtet wurde. Ja, chemische Medikamente waren oft die Ursache eines gestörten Immunsystems. Besonders beeindruckend waren die Erfolge bei Allergien und hier besonders bei Nahrungsmittelallergien, wozu auch die Zöliakie gehört, eine Weizenglutenallergie. Immer waren der Dinkel und die hundertprozentigen Obst- und Gemüsesorten von Hildegard an dem Heilungserfolg beteiligt. Erst als »Ruhe« im Darm eingetreten und eine Darmsanierung durchgeführt worden war, fiel auch die lästige Allergie-Symptomatik weg: Juckreiz, Entzündungen, Niesreiz, tränende Augen, laufende Nase, Atemnot, Durchfallerkrankungen, Schleimhautreizungen, Magenschmerzen und Erbrechen.
Aber auch bei der sogenannten Immunschwäche war die Darmsanierung die Voraussetzung, das Abwehrsystem wieder in den Griff zu bekommen, und zwar durch eine gesunde Ernährung auf der Basis von Dinkel, Obst und Gemüse und den Verzicht auf Rauchen, Alkohol und Umweltgifte, die das körpereigene Immunsystem schwächen.

7. Selbstheilungskräfte wecken

Der Hildegardische Aderlass

1. Der Aderlass verbessert die Durchblutung.
2. Der Aderlass senkt den Blutdruck und verbessert den Stoffwechsel.
3. Der Aderlass beseitigt jahrelangen Menièreschen Drehschwindel.
4. Der Aderlass entgiftet den Organismus und beseitigt chronische Schmerzen.
5. Der Aderlass beseitigt die Überfüllung mit Blut und den Lymphstau.
6. Der Aderlass wirkt entzündungshemmend.
7. Der Aderlass hilft bei Malaria-Schüben.

Vermutlich gehört der Aderlass zu den ältesten Heilbehandlungen der Welt. Bereits vor 1000 Jahren begannen die australischen Ureinwohner jede Zeremonie mit einem Aderlass. Dabei öffneten sie sich die Venen oder ihre Initiationsnarben. Das herausfließende Blut war heilig. Gleichzeitig wurde durch diesen Aderlass aber auch eine einzigartige Wüstenapotheke geöffnet, mit der sich die Ureinwohner nicht nur ihr Blut reinigten, sondern auch Heilstoffe freisetzten, um ihre Gesundheit zu erhalten. Wir wissen heute, dass durch den Aderlass-Schock die körpereigene »Apotheke« geöffnet wird und lebenswichtige Heilmittel freigesetzt werden, die nur im Unfall zur Verfügung stehen, um den Körper zu reparieren. Dazu gehört schmerzlinderndes Morphin aus dem lymphatischen System, aber auch entzündungshemmende Stoffe wie Kortison, Abwehrstoffe sowie die Stimulation blutbildender Zellen im Knochenmark. Der Wüstenarzt Dr. Herbert Basedow hat bei seinen Inspektionen in Zentralaustralien immer wieder festgestellt, dass die Ureinwohner trotz ihrer extremen Lebensbedingungen erstaunlich gesund waren, frei von Seuchen und den von uns gefürchteten Zivilisationskrankheiten wie Schlaganfall, Herzinfarkt, Krebs, Rheuma, Diabetes und Depressionen. Aber auch bei allen anderen Naturvölkern war der Aderlass die wichtigste Hausapotheke. Karl der Große hat in seinem St. Galler Klosterplan für alle Benediktiner im sogenannten Aderlass-Haus einen jährlichen Aderlass vorgeschrieben. Dieser sollte dazu dienen, »die Lebensgeister zu wecken, Vollblütigkeit zu hemmen, hypochondrische Wallungen zu stillen, angebrannte Köpfe abzukühlen und den Stachel des Fleisches zu zähmen«.

Aber auch viele andere Ärzte des Altertums und des Mittelalters, von Hippokrates bis Paracelsus, haben den Aderlass immer wieder als ein wichtiges Heilmittel eingesetzt. Noch Goethes Leibarzt Hufeland zählte den Aderlass neben Opium und dem Brechmittel zu den drei Kardinalmitteln der Heilkunst, von denen Leben und Gesundheit des Patienten abhingen:

»Sie greifen unmittelbar ins Leben selber ein und sind die drei entscheidenden, schnellwirkendsten Mittel, die das Leben der Patienten retten könnten. Durch nichts anderes sind diese Heilmittel zu ersetzen.«

Als Folge der großartigen Erfolge mit dem Aderlass wurde die Methode besonders im Barockzeitalter übertrieben. Dem französischen Sonnenkönig nahm man nach seinen exzessiven Fress- und Sauforgien bis zu drei Liter Blut ab, und im 16. Jahrhundert setzte ein wahrer Vampirismus ein, bei dem man 4- bis 6-mal täglich den Aderlass durchführte, bis sowohl die Krankheit als auch der Patient nicht mehr da waren. Durch diesen

Missbrauch geriet der Aderlass in einen unverdienten Misskredit, so dass er seit der 2. Hälfte des 19. Jahrhunderts von der modernen Medizin fallengelassen und sogar verboten wurde. Heute, am Beginn des 21. Jahrhunderts, beweisen Wissenschaftler, dass die Denkweise der alten Ärzte richtig war. Professor Schmid-Schönbein vom Physiologischen Institut am Aachener Klinikum wendet die uralte Aderlass-Technik zur Verhütung von Arteriosklerose erfolgreich an. Er konnte beweisen, dass durch den Aderlass die Fließeigenschaft des Blutes verbessert wird und dabei verstopfte Herzkranzgefäße wieder frei werden, weil die Eiweißspeicher der Blutgefäße durch den Aderlass entleert werden. Das Blut eines normalen Patienten hat einen Hämatokrit-Wert (= Eiweißgehalt) von 35–40 %, der bei einem arteriosklerotischen Patienten bis auf 45–65 % ansteigen kann. Entfernt man nur 200 Milliliter Blut, dann senkt man den Eiweißgehalt des Blutes um 100 Gramm, wobei das Blut schlagartig dünnflüssiger wird und wieder in den Kapillaren fließen kann.

Die Technik des Hildegardischen Aderlasses

Der Aderlass wird mit einer ziemlich dicken Einmalnadel (1,2–1,8 mm bzw. Heidelberger Besteck) durchgeführt, um eine rasche, komplikationslose Blutentnahme zu gewährleisten und dem Körper einen gewissen Schock zu versetzen, durch den die körpereigene »Apotheke« aktiviert wird. Zunächst fließt aus den Venen dickes schwarzes Blut, das nach ca. 150–180 Milliliter deutlich nach Rot umschlägt. Dieser Farbumschlag kennzeichnet den Endpunkt des Aderlasses. Das nun fließende Blut enthält die Heilstoffe, wozu besonders die Hormone, körpereigenes

Kortison, Adrenalin, Noradrenalin sowie die Sexualhormone gehören, aber auch morphinähnliche Substanzen, die Schmerzen beseitigen, aber auch einen leicht euphorischen Zustand auslösen können. Daher fühlen sich die Aderlass-Patienten nach der Blutentnahme im wahrsten Sinne erleichtert und fröhlich.

Der Aderlass beim Mann vom zwölften bis zum achtzigsten Lebensjahr

»In besonderen Fällen kann bei den Männern schon im zwölften Jahr der Aderlass durchgeführt werden, ... jedoch nicht mehr als die beiden Schalen einer Nuss fassen [20 ml]. Vom zwölften bis zum fünfzehnten Lebensjahr soll der Aderlass nur einmal jährlich durchgeführt werden ... Vom fünfzehnten Jahre ab nehme man so viel Blut, wie ein durstiger Mann in einem Zuge trinken kann [100–150 ml].
Kein Mensch, sei es Mann oder Frau, soll einen Aderlass machen, solange er in seiner Entwicklung an Größe und Körpergewicht zunimmt, weil er den Menschen körperlich schwächen würde ... Nach dem zwanzigsten Lebensjahr kann er wegen irgendeiner Krankheit zur Ader gelassen werden, aber nur wenig. Wenn er körperlich gesund ist, soll er (in diesem Alter) noch keinen Aderlass machen, sondern Schröpfen oder Brennen lassen, weil seine Blutgefäße und das Blut noch nicht voll entwickelt sind. Hat er aber das reife Alter von dreißig Jahren erreicht, kann er, ob krank oder gesund, nach Belieben Aderlass durchführen, ... bis zum fünfzigsten Lebensjahr.
Nach dem fünfzigsten Lebensjahr, wenn Blut und Phlegma beim Manne abnehmen und der Körper auszutrocknen beginnt, soll nur einmal im Jahr zur Ader gelassen werden, und zwar nur zur Hälfte wie gewöhnlich bis zum achtzigsten Lebensjahr.«

Der Aderlass bei der Frau vom zwölften bis zum hundertsten Lebensjahr

Ganz besonders wichtig und nützlich ist der Aderlass für die Frau. Hildegard beschreibt sogar eine ganze Reihe von schweren Erkrankungen, z. B. Rheuma, Akne, Hautausschläge oder Krebs bei Frauen, die nur noch eine schwache oder gar keine monatliche Reinigung mehr haben. Es ist nach Hildegard daher ein Kunstfehler, wenn nach der operativen Entfernung der Gebärmutter (Hysterektomie) oder nach einer Totaloperation kein Aderlass durchgeführt wird, weil dann diese Folgekrankheiten eintreten können. Viele operierte Frauen, die durch diese Maßnahmen frühzeitig ins Klimakterium kommen, leiden unter diesen fürchterlichen Erkrankungen, weil

»die Frau in ihrem Körper viel mehr schädliche Säfte und krank machende Fäulnisstoffe besitzt als der Mann. Daher soll die Frau vom zwölften Lebensjahr an nach den gleichen Regeln zur Ader gelassen werden wie der Mann, aber bis zum hundertsten Lebensjahr, weil wegen der schädlichen Säfte und zersetzenden Stoffe für sie eine größere Notwendigkeit besteht wie beim Mann, wofür schon die monatliche Regelblutung spricht. Würde die Frau nicht von den schädlichen Säften und verdorbenen Fäulnisstoffen gereinigt, würde sie am ganzen Körper anschwellen und sich aufblähen und nicht leben (und sterben) können.«

Die richtige Vene entscheidet über die Indikation

Hildegard beschreibt sogar ganz genau, an welchem Blutgefäß in der Armbeuge der Aderlass vorgenommen werden soll. Denn jede Vene hat ihre ganz spezielle Organverbindung und Indika-

tion. Bei Katarrh von Kopf und Brust, Auswurf, Verschleimung, Gehörschwäche und Kopfschwindel wird die Kopfvene geöffnet.
Die Mittelvene wird bei Lungen- und Seitenschmerzen, Herzschmerzen und Depressionen geöffnet.
Die Lebervene ist bei Leber- und Milzleiden, Atemnot (Asthma), Schilddrüsenleiden, Kropf und Sehschwäche sowie bei allen Stoffwechselstörungen angezeigt.

Nüchternheitsgebot

Der Aderlass soll im vollnüchternen Zustand durchgeführt werden, d. h., der Patient darf mindestens vier Stunden vorher nicht essen und nicht trinken. Beim Essen und Trinken mischen sich die Säfte, so dass eine Trennung nicht mehr möglich ist. Daher musste schon so mancher Patient, der gut gefrühstückt hatte, vom Aderlass ausgeschlossen werden.

Der richtige Zeitpunkt

Es ist vor allem der Mond, der den Säftehaushalt in der Natur steuert und reguliert. Mit dem Mond laufen die Gezeiten Ebbe und Flut, in der Biskaya steigen die Wassermassen bis zu 15 Meter. Bei zunehmendem Mond steigen die Säfte in Bäumen und Früchten, und bei abnehmendem Mond gehen sie wieder in die Wurzeln zurück. Saat und Ernte werden von diesem Rhythmus beeinflusst. Die meisten Kinder werden bei Vollmond geboren. Bei Vollmond steigt die Zahl der Kriminaltaten. Auch im Menschen steigen und fallen die Säfte mit dem Mond. Bei zunehmendem Mond nimmt der Saft in den Bäumen und Pflanzen sowie das Blut in den Menschen zu. Hingegen nimmt bei abnehmendem Mond der Saft bei den Pflanzen und Bäumen und das Blut bei Mensch und Tier ab. Bei Hildegard wird der Aderlass direkt nach dem Vollmond während den ersten 6 Tagen durchgeführt.

Das Verhalten nach dem Aderlass

Nach dem Aderlass soll sich der Patient Ruhe und Erholung gönnen, besonders in einem Hildegardischen Kurhaus, in dem er noch mit der richtigen Aderlass-Diät verwöhnt werden kann. Außerdem soll er seine Augen vor Lichteinfluss schützen (kein Fernsehen, kein Skifahren oder Arbeiten an Computerbildschirmen) und eine richtige Diät einhalten.

Die richtige Nachkur

Ebenso hat der Aderlass nur dann die richtige Heilwirkung, wenn für eine gewisse Zeit eine Aderlass-Diät eingehalten wird.

Nach dem Aderlass sind zwei Tage lang verboten:
pikante Speisen, Wurstwaren, alles Gebratene und Gebackene, Käse, Senf und Heringe sowie sehr fette Speisen (Sahne, Quark, Creme), Schweinefleisch, Rohgemüse, Rohsäfte, Rohobst, starker Wein, Spirituosen und Bohnenkaffee.

In kleinen Mengen sind erlaubt:
Dinkel, Obst und Gemüse, gedünstete Äpfel und Zwieback sowie Fencheltee, Dinkelkaffee und leichter Weißwein bzw. gelöschter Wein.

Empfohlen sind:
alle Dinkelprodukte, Dinkelkaffee, dünner Schwarztee, Haustee, Grahambrot und altes Hefegebäck, Brötchen, Teigwaren, gekochtes Reh- und Hirschfleisch, Hecht, Barsch, im Sommer Ziegenfleisch, Fenchelgemüse, Rüben, Kürbis, grüne Bohnen, Sellerie.

Eine Woche sind zu meiden:
Käse, alle Kohl- und Krautarten, Gurken, Feigen, Heidelbeeren, Leinsamen, Senfkörner und überflüssige Medikamente.

Für immer sind zu meiden:
die 4 »Küchengifte«, nämlich Erdbeeren, Pfirsiche, Pflaumen, Porree/Lauch, sowie Rohkost.

Zusammenfassend kann man aus humoralpathologischer Sicht sagen, dass der Hildegardische Aderlass die wichtigste Methode zur Entgiftung und zur Gesunderhaltung des Körpers ist. Es gibt wohl kaum eine Krankheit, die nicht durch diesen Aderlass günstig beeinflusst würde, außer bei akuten Infektionskrankheiten und extremer Körperschwäche. Ganz besonders hat sich der Aderlass bei folgenden Situationen bewährt.

1. Der Aderlass verbessert die Durchblutung bei:
   - Arteriosklerose
   - Thrombose- und Emboliegefahr
   - Herzinfarkt
   - Herzklappenfehler
   - Schlaganfallgefahr
   - Hörsturzgefahr
   - Drehschwindel

- Gehirnerschütterung
- Ohrensausen

2. Der Aderlass verbessert den Gesamtstoffwechsel, er:
   - normalisiert Cholesterin und Blutfett
   - senkt Blutzucker
   - verbessert den Leberstoffwechsel
   - hilft der Niere bei der Ausscheidung von Harnsäure, Harnstoff, Kreatinin und harnpflichtigen Substanzen
3. Der Aderlass wirkt hormonregulierend, er:
   - stimuliert die Ausschüttung des Cortisols in den Nebennieren
   - stimuliert die Sexualhormonproduktion bei Unfruchtbarkeit und Kinderwunsch
   - beseitigt klimakterische Beschwerden
4. Der Aderlass sorgt für Entgiftung:
   - bei Diätfehlern
   - bei Arzneimittelvergiftungen
   - bei Toxinbelastung nach Pilz- und bakteriellen Infektionen
   - bei Quecksilberbelastung nach Amalgam-Entfernung
5. Der Aderlass wirkt entzündungshemmend:
   - auf alle Organe und Entzündungsprozesse
   - bei Rheuma, Polyarthritis und Arthritis
   - bei allen akuten Entzündungszuständen wie Augenentzündung und Lungenentzündung
6. Der Aderlass wirkt schmerzbeseitigend:
   - durch Ausschüttung von körpereigenem Morphin bei Cephalgien, Lumbalgien, Ischialgien
7. Der Aderlass regt das körpereigene Immunsystem an, besonders die Bildung von Stammzellen im roten Knochenmark, aus denen die immunkompetenten Zellen entstehen.
8. Der Aderlass regt die Blutbildung an bei Anämie.
9. Der Aderlass beseitigt die überschüssige Gallenflüssigkeit

aus dem Blut bei Depressionen und Stimmungsschwankungen.

10. Der Aderlass beseitigt Blockaden, die der Heilung im Wege stehen, wie Schlackenstoffe, Entzündungsstoffe und Schmerzstoffe.
11. Aderlass fördert die Gesundheit, regt die Selbstheilungskräfte an und beugt schweren Erkrankungen vor, wie z. B. bei vorzeitigem Klimakterium, nach Hysterektomie und Totaloperation.

8. Das Herz des Menschen ist symphonisch gestimmt

Die Behandlung von Herz- und Kreislaufkrankheiten

Wer durch die Hildegard-Heilkunde das harmonische Zusammenspiel von Leib und Seele kennengelernt hat, wundert sich nicht mehr, warum die Herz-Kreislauf-Krankheiten heute an erster Stelle der Todesursachen in der westlichen Welt stehen. Bevor schließlich das Herz durch einen Herzinfarkt zerbricht, hat der Patient bereits zahlreiche rote Signale übersehen, die ihm frühzeitig die Gefahr hätten anzeigen können. Solange die von Hildegard von Bingen beschriebenen seelischen Ursachen ungesunder Lebensführung unberücksichtigt bleiben, wird die Zahl der Herzinfarkte und der chronischen Herz-Kreislauf-Erkrankungen weiterhin ansteigen. Man kann die verletzte Seele weder mit Kathetern oder Bypässen, schon gar nicht durch Herztransplantation reparieren oder durch chemische Keulen seelische Risikofaktoren beseitigen. Der Titel des Buches *Liebe statt Valium* des Berliner Ärztekammer-Präsidenten Ellis Huber trifft die Stimmung vieler kritischer Kardiologen, die heute die engen Zusammenhänge von Leib und Seele nicht mehr leugnen. Vor allem in Amerika werden viele klinische Studien veröffentlicht, die die Wirksamkeit seelischer Heilkräfte beweisen, z.B. eine klinische Doppelblindstudie des Kardiologen Randolph Byrd am San Francisco General Hospital, bei der 393 Patienten einer Bypass-Einheit in zwei Gruppen aufgeteilt wurden: Für die eine Hälfte dieser Patienten wurde ohne ihr Wissen gebetet, für die andere Hälfte nicht. Byrd fand heraus, dass in

der Kontrollgruppe, für die nicht gebetet wurde, fünfmal mehr Antibiotika wegen Wundheilungsstörungen eingesetzt werden mussten und dreimal mehr lebensbedrohliche Komplikationen auftraten als in der Gruppe, für die gebetet wurde.
Bei Hildegard von Bingen ist das Herz der Sitz der Seele. Von hier aus betrachtete sie den Körper wie ein Haus. Hildegard erwägt in ihrem medizinischen Lehrbuch die seelisch-emotionalen Ursachen für die Herzkrankheiten und beschreibt Gefühle, Gedanken und Stimmungen, die entweder gute oder schlechte Säfte produzieren und das Herz entweder stärken oder schwächen. Das Herz ist eine Gedankenfabrik, in der Gefühle ausgelöst werden, die Hormone ausschütten kann und dem Menschen entweder eine fröhliche oder traurige Stimmung bereitet.

Schlechte Säfte entstehen aber auch durch Diätfehler, falsches Essen oder »Küchengifte«. Besonders die Rohkost wird daher in der Hildegard-Heilkunde vermieden, denn die eigentlichen Herzschäden entstehen, wenn sich die schlechten Säfte mit der sogenannten Schwarzgalle (der Gallensäure und dem Gallenfarbstoff), die in der Leber entsteht, vermischen.

Die Milz wird von Hildegard als Entgiftungsorgan für das Herz gesehen, die die schädlichen Säfte *(noxi humores)* herausfiltert und das Herz vor Erkrankungen schützt. Bei Herzerkrankungen muss daher die Milz als Vorschaltorgan des Herzens immer mitbehandelt werden, wobei das ideale Milzmittel die gerösteten Edelkastanien (die Maronen) sind. Hildegard empfiehlt daher die Maronen als Diätetikum zur Prophylaxe oder Rehabilitation von Herzerkrankungen.
Insgesamt kennt Hildegard 35 seelisch-auslösende Ursachen, die herzkrank machen können, nennt aber auch 35 seelische Heilkräfte, die eine echte Heilung an Leib und Seele auslösen.

Darüber hinaus nennt Hildegard 35 Herz-Heilmittel, die sie in ihren medizinischen Büchern beschrieben hat. Eines davon, die sogenannte Große Herzkur, beschreibt sie in ihrem medizinischen Buch *Die Ursachen und Behandlung der Krankheiten*. Diese Große Herzkur wird bei jedem organischen Herzleiden eingesetzt und kann ein- bis zweimal im Jahr durchgeführt werden. Hierzu gehören die Griechenkleepillen, der Fencheltrank und die Griechenklee-Pulvermischung.

Die Herzmittel der Hildegard-Medizin

INDIKATION: Herzkrankheiten, Herzschmerzen, Nachkur nach Herzinfarkt (**Große Herzkur** bei organischen Herzleiden)

Griechenklee-Pillen

Rezept:
1 Tablette, zugelassen als homöopathisches Arzneimittel, enthält u. a. 100 mg Galgant D1, 100 mg Bertram D1 und 300 mg Griechenkleesamen D1.
3-mal täglich 3 Tabletten vor und nach dem Essen mit 1 Msp. Bohnenmehl einnehmen. Danach trinkt man jeweils 1 Likörglas »Fencheltrank«.

Die »Herzpillen« sind unser bestes und stärkstes Herzmittel und führen zu einer Kräftigung des Herzmuskels und zu einer besseren Durchblutung.

Fencheltrank

Rezept:
50 g Fenchelkörner
10 g Süßholzpulver
20 g Zucker
25 g Honig
500 ml Wasser

Alle Zutaten werden miteinander gemischt, 5 Minuten in Wasser aufgekocht und steril abgefüllt. Fencheltrank neutralisiert die schlechten Fehlsäfte, die das Herzleiden auslösen.

Griechenklee-Pulvermischung (»Herzpulver«)

Rezept:
60 g weißer Pfeffer
20 g Mutterkümmel(Kreuzkümmel)pulver
10 g Griechenkleesamenpulver

Täglich 1–3 Msp. auf Brot streuen und nach den Mahlzeiten essen. Wenn Herzschmerzen auftreten sollten, kann man darüber hinaus noch ein Stück »Herzbrot« essen.
Patienten mit einem Herzdefekt bekommen nach der Einnahme von Mutterkümmel manchmal Herzschmerzen. Für diese Patienten ist die »Große Herzkur« nicht geeignet. Sie sollten dann nur die »Kleine Herzkur« durchführen.

INDIKATION: Herzinsuffizienz, Herzschwäche, Herzversagen, Altersherz, Mangeldurchblutung, Kraftlosigkeit, stressbedingte Herzschmerzen, nervöse Herzschmerzen, Rückstau im venösen System mit Ödemen in Beinen und Lunge **(kleine Herzkur)**

Petersilien-Trank

Rezept:
1 l Wein
10 Stengel Petersilienblätter
2 EL Weinessig
80–150 g Honig

Herstellung:
Wein, Petersilie und Weinessig werden 5 Minuten lang aufgekocht, anschließend gibt man den Honig hinzu und kocht nochmals 5 Minuten. Es muss gekocht werden, denn nur in der Siedehitze entsteht aus der Petersilie und dem Honig die wirksame Herzglykosid-Verbindung. Bei Diabetikern nimmt man nur 80 g Honig pro Liter. Der »Herzwein« wird abgeschäumt, abgesiebt und in sterile Flaschen abgefüllt.

Anwendung:
3-mal täglich 1 Likörglas nach dem Essen.

Der »Herzwein« kann noch verstärkt werden, z. B. indem man eine Petersilienwurzel mitkocht. Durch diesen Wein erreicht man eine stärkere Entwässerung.

Zusätzlich kann man zum Petersilien-Honig-Wein noch 25–30 Weißdorntropfen Crataegus Urtinktur (homöopathisches Mittel HAB) hinzugeben, wodurch eine stärkere Durchblutung des Herzmuskels und eine Kräftigung des Herzens erreicht wird. Mit diesem Wein verschwinden zuverlässig die funktionellen Herzschmerzen, also diejenigen, bei denen man im EKG nichts finden kann und trotzdem das Herz weh tut. Bei der »Kleinen Herzkur« lässt man über längere Zeit nach dem Essen jeweils 1 Tablette Fenchel-Galgant langsam auf der Zunge zergehen, und anschließend gibt es 1 Likörglas Petersilientrank mit Weißdorntropfen. Das Mittel eignet sich vorzüglich auch zur Modulation des Blutdrucks, d.h. niedriger Blutdruck wird erhöht, hoher Blutdruck wird sanft gesenkt.

Rechtzeitig angewandt, kann der Petersilientrank vorzeitige Herzleiden verhindern und beginnende Herzbeschwerden völlig ausheilen. Es handelt sich hier um ein echtes basisches Herzmittel, das in der Lage ist, Herzleiden zu heilen.

Der Petersilientrank hat sich auch bei rheumatischen Herzbeschwerden oder Herzschwäche bei Grippeerkrankungen vorzüglich bewährt. Bei jeder Herzschwäche, besonders im Alter, sollte vor jeder Digitalisierung zunächst ein Versuch mit Petersilientrank gemacht werden, da er die Chemie meist überflüssig macht. Auch bei der Rehabilitation von Herzinfarkten beseitigt der Petersilientrank verbliebene Herzschmerzen.

INDIKATION: Herzschmerzen, Herzschwäche, Angina-pectoris-Anfall, Nachbehandlung und Verhütung von Infarkt, Magen-Darm-Krämpfe (Roemheld-Syndrom), Menstruationsbeschwerden, Kopfschmerzen, pseudoepileptische Anfälle, Durchblutungsstörungen, Erschöpfungs- und Schwächezustände

Galgant

(Alpinia officinarum Hance, *Galanga minor,* der Kleine Galgant)
Galgant ist das erste wissenschaftlich anerkannte Fertigarzneimittel der Hildegard-Heilkunde. Nachdem durch die Monographie Galgant bereits 1984 vom damaligen Bundesgesundheitsamt als wirksam und unbedenklich anerkannt wurde, hat nun das neue Bundesinstitut für Arzneimittelsicherheit dem Galgant die Zuteilung als Fertigarzneimittel gegeben. Es gibt Galgant als Galgantwurzelpulver und auch als Tabletten.

Galgantwurzel-Pulver

Für den Herz-Magen-Schmerz nimmt man 1- bis 3-mal täglich 1–3 Msp. anstelle von Pfeffer zum Würzen ins Essen. Bei Rückenschmerzen 1–2 TL in 200 ml Wein kochen und schluckweise trinken.

Galgant-Tabs

1 Tablette Galgant (0,1 g) bei Bedarf langsam auf der Zunge zergehen lassen. Wenige Minuten nach der Einnahme von Galganttabletten entspannt sich das Gesicht, der mitunter schockartig bedrohliche Zustand beruhigt sich, und die Herzschmerzen sind verschwunden. Zur Verstärkung der Wirkung

kann man nach Einnahme noch 1 Likörglas Petersilientrank geben.

Fenchel-Galgant-Tabletten

0,1 g Galgantwurzelpulver und
0,1 g Fenchelpulver gepresst

3-mal täglich 1 Tablette nach dem Essen auf der Zunge zergehen lassen. Bei gastrokardialen Schmerzen (Roemheld-Syndrom) hat sich eine Kombination von Fenchel und Galgant in der sogenannten Fenchel-Galgant-Tablette besonders bewährt, da durch den Fenchel eine Verstärkung der krampflösenden Wirkung eintritt. Auch hier ist die Wirkung verblüffend. Bereits nach wenigen Minuten kommt es zum Aufstoßen oder ein »Wind« geht ab, und der ganze Druck im Oberbauch ist verschwunden. Galgant muss man langsam auf der Zunge zergehen lassen. Schon dadurch kommt der Zungen Herz Reflex wie auch beim Nitroglyzerin zustande. Die Wirkung ist sehr zuverlässig. Es gibt dabei keinen Gewöhnungseffekt.

INDIKATION: Dauerherzschmerz, Todesangst, kaschierter Herzinfarkt

Enzianwurzel-Pulver

Rezept:
1–3 Msp. Enzianwurzelpulver in die Mitte einer Dinkelgrießsuppe streuen und vor dem Hauptgang essen. 1-mal täglich, solange die Beschwerden anhalten.

Enzian selber ist ein reines Amarum, d. h. ein Mittel, das in der Lage ist, kalte atonische Zustände zu lindern, z. B. bei einer Gastritis die Magenschleimhaut anzuregen, ohne zu viel Magensäure zu produzieren. Das liegt daran, dass Enzian nur Bitterstoffe enthält, ohne Gerbstoffe, d. h., es kommt zu keinem Magenreiz. Die Bitterstoffe des Enzians wirken:

1. appetitanregend, tonisierend
2. als Universalmittel gegen Magen-Darm-Störungen
3. gegen Gastritis
4. verdauungsfördernd
5. karminativ (d. h. gegen Blähungen)
6. schmerzlindernd
7. entzündungshemmend

Wir haben es also bei dem Enzian mit einem vielfältig wirksamen Anregungsmittel für Magen und Herz zu tun.
Enzian beseitigt die Todesangstschmerzen, die nach einem Herzinfarkt oder sogar nach einem kaschierten Herzinfarkt, der lange zurückliegt, folgen können. Nach unseren Erfahrungen hat jeder mindestens einmal, wenn nicht sogar dreimal im Verlaufe seines Lebens einen kleineren Herzinfarkt durchgestanden. Die Menschen wachen nachts mit Herzschmerzen auf, es tut ein bisschen weh, aber plötzlich ist der Herzschmerz weg. Dieses Herzsignal sollte ernst genommen werden, um das Leben zu ordnen und den Stress abzubauen. In diesem Falle hilft jedoch die Enziansuppe und kann diesen sogenannten Präinfarkt wieder zur Ruhe bringen. Auch bei der Rehabilitation nach einem Herzinfarkt hat sich die Enzianwurzelsuppe bewährt. Hier kann sie das durch den Herzinfarkt schwach gewordene Herz besser durchbluten und stärken.

INDIKATION: Arteriosklerose, Herzschmerzen, Koronarsklerose

Diptamwurzel-Pulver

Der Diptam hat große Kräfte gegen die Verkalkung der Gefäße, und zwar vor allem bei der Arteriosklerose der Herzkranzgefäße. Wir verwenden den Diptam als »Röhrenputzer«, da er in der Lage ist, die Ablagerungen aus den Gefäßen wieder zu entfernen. Bei allen Patienten mit einem erhöhten Cholesterinspiegel hat sich die regelmäßige Anwendung des Diptams zur Verhütung der Arteriosklerose bewährt.
1–3 Msp. Diptampulver über das Essen streuen.

Diptamwurzel (Radix Diptami, in Hildegards *Pysica* als Wißwurz beschrieben) darf nicht verwechselt werden mit wildem Majoran (Dost Oreganum vulgare in Hildegards *Pysica),* vor dem Hildegard warnt, weil er gegessen oder getrunken zu Haut-, Lungen- und Leberschäden führen würde.

INDIKATION: Herzinsuffizienz, Kurzatmigkeit, Stauungsbronchitis, Atemnot

Meerrettich-Galgant-Mischung

Rezept:
Sonnengetrockneter Meerrettich, im Frühling geerntet, pulverisieren und 1:1 mit Galgant vermischen. 1–3 Msp. Meerrettich-Mischpulver auf Brot vor und nach dem Essen.

Bei ganz hartnäckigem Husten und Atemnot hat es sich bewährt, die Meerrettich-Galgant-Mischung vor und nach dem Essen als Brotaufstrich zu verwenden. Meerrettich ist scharf, und Galgant ist scharf. Es handelt sich also hier um einen weiteren sehr kräftigen »Röhrenputzer«, der zudem noch sehr gut schmeckt.

INDIKATION: Virusgrippe, Herzschmerzen, Schutz der Herzmuskeln vor Virustoxinen

Pelargonien-Mischpulver

Rezept:
20 g Pelargonienpulver
10 g Bertrampulver
7 g Muskatnusspulver

Als Herzmittel besonders bei grippegeschwächten oder -geschädigten Herzen, 1–3 Msp. trocken einnehmen oder auf Brot.

Die Wirkung dieses Mittels ist besonders stark, wenn man die Pelargonie *(Geranium anglicum)* aus der Kranichschnabelfamilie verwendet. Wir haben es hier mit dem besten Gesundheitsmittel für das Herz zu tun. Grippeviren sind besonders heimtückisch, wenn sie nicht kunstgerecht auskuriert werden. Die Grippeviren produzieren Toxine, die besonders die Herzmuskeln angreifen können und vor allem beim älteren Menschen das Herz vorzeitig alt machen und unheilbaren Schaden verursachen. Die Schulmedizin hat kein Mittel gegen Grippeviren. Selbst die Schutzimpfung hat keinen Sinn, da die Grippeviren, aus denen die Impfstoffe gewonnen werden, von der letzten Saison stammen und durch Mutation nach einem Jahr ein völlig neues Virus entstanden ist. In der Hildegard-Heilkunde verwenden wir die Goldkur als bewährtes Mittel, das die Grippeschutzimpfung vollkommen ersetzt.

INDIKATION: Angina pectoris, Infarkt-Patienten, Thrombosen, Bluthochdruck, Managerleiden, Nierenleiden, Schweißausbrüche

Fenchel-Mischpulver (»Sivesan«)

Rezept:
16 g Fenchelpulver
8 g Galgantwurzelpulver
4 g Diptamwurzelpulver
2 g Habichtskrautpulver

Alles miteinander mischen und 1–3 Msp. in 1 Likörglas warmem Wein oder auch Petersilientrank nach dem Mittagessen trinken.

Fenchel-Mischpulver trägt nicht nur zur Verbesserung von Stoffwechsel- und Kreislaufbeschwerden bei, sondern ist auch ein ideales Mittel, um die Verdauung zu verbessern. Es hat sich auch zur Rekonvaleszenz nach Krankheiten und Operationen bewährt. Besonders beeindruckend ist die Stabilisierung der Gesundheit bei Patienten, die an dauernden Schweißausbrüchen leiden. Sivesan ist nach Hildegard ein Universalmittel für die Stabilisierung der Gesundheit.

INDIKATION: Herzschwäche und Konzentrationsstörungen

Muskatnuss

Rezept Nervenkekspulver-Mischung:
45 g Muskatnusspulver
45 g Zimtpulver
10 g Nelkenpulver

Alles sehr gut durchmischen.

Rezept Nerven- oder Energieplätzchen:
400 g feines Dinkelmehl, 200 g gemahlene süße Mandeln, 150 g Zucker, 250 g Butter, 2 Eier, 50 g der Nervenkekspulver-Mischung, ½ TL Salz, Wasser nach Bedarf. Alles zusammen zu einem Mürbeteig verkneten, ca. 3 mm dick auswalken und mit Formen ausstechen. Bei 180–200 °C ca. 20–25 Minuten backen.

Muskatnuss hat eine psychotrope, verdauungsfördernde, entzündungshemmende, antibakterielle und auswurffördernde Wirkung, sie stärkt nach Hildegard die Nerven und das Gehirn.

INDIKATION: angeborene Herzschwäche, Traurigkeit, Herzfehler

Königskerzenblüten und -blätter

Anwendung:
Man nimmt entweder frische oder getrocknete Königskerzenblüten und -blätter und bereitet damit Hechtklöße, Frikadellen oder auch Dinkelbratlinge. Auch eine Königskerzen-Hühnersuppe oder Pfannkuchen mit Königskerzenblüten sind eine Delikatesse.

Hildegard beschreibt den Einsatz der Königskerze bei schwächlichem Herzen, d.h. angeborener Herzschwäche. Kinder mit schwächlichen Herzen sind oft ängstlich und traurig, weil sie den Eindruck haben, dass ihr Herz sie oft im Stich lässt. Die Königskerzen-Speisen fördern auch einen guten Appetit, der bei der Traurigkeit oft verlorengegangen ist.

INDIKATION: ausstrahlende Herzschmerzen, Arteriosklerose, Brustenge, Druckgefühl

Lorbeer-Öl

Anwendung:
Das grüne Lorbeeröl soll erst mit einem Tropfen Einreibung geprüft werden, ob die Haut allergisch reagiert. Entsteht an der Einreibungsstelle ein roter Fleck, darf das Lorbeeröl wegen Allergiegefahr nicht verwendet werden.

Lorbeeröl hat sich ausgezeichnet zur Beseitigung von Brustschmerzen, Gelenkschmerzen, Rheumaschmerzen und Muskelschmerzen bewährt und beseitigt auch die ausstrahlenden Schmerzen am Rücken, die als segmentale Herzschmerzen bekannt sind.

INDIKATION: Kopfschmerzen bei Hochdruck vor Schlaganfall, Herzschmerzen, Nebenhöhlenentzündung

Tannensalbe

Rezept: siehe S. 118

Anwendung:
Mit der Tannensalbe 1- bis 2-mal täglich das Herz und das Sonnengeflecht zwischen Brustbein und Bauchnabel massieren. Bei Kopfschmerzen, besonders bei Bluthochdruck, kann man sie auch in die Schläfen und die Stirn einmassieren.

INDIKATION: Brustschmerzen, Bronchitis, Rippenfellreizung (Rippenfellentzündung)

Wermut-Öl

Rezept und Anwendung:
10 ml frisch gepressten Wermutsaft und 20 ml Olivenöl in einer

braunen Flasche mischen und sie 10 Tage dem Sonnenlicht aussetzen. Dann das Öl absieben; es ist etwa 1 Jahr haltbar.
Einige Tropfen täglich vor dem Einschlafen über dem Brustbein einreiben.
Vorsicht! Wermut-Öl kann in seltenen Fällen Allergien auslösen, daher vorher testen.

INDIKATION: Herzanfall, Ohnmacht, Herzinfarkt-Nachbehandlung

Nachtschattenkraut-Kompresse

Nachtschattengewächse haben eine schmerzstillende Wirkung. Bei Herzschmerzen und Schwächeanfällen legt man eine Nachtschatten-Kompresse an. Wir verwenden allerdings nicht das giftige Nachtschattengewächs der Tollkirsche, sondern die viel harmloseren frischen Kartoffelkrautblätter, die man 2–3 Minuten in Wasser kocht und warm als Kompresse auflegt.

INDIKATION: Herzschwäche, Magen-Darm-Beschwerden

Pfefferkraut, Bohnenkraut

Verwendet wird die Frischpflanze *(Satureja hortensis* = Bohnenkraut), die man über das Essen streuen kann. Bei Traurigkeit, Melancholie, Stimmungsschwankungen, besonders bei älteren Menschen auch mit Sehschwäche oder grauem Star, hat sich das Pfefferkraut sehr bewährt. Es hat blutdrucksenkende Eigenschaften und wird auch bei Magen- und Darmbeschwerden empfohlen. Bei Hildegard steht das Pfefferkraut als Heilmittel gegen Herzschwäche oder Herzbeschwerden, die mit Sodbrennen einhergehen. Sodbrennen ist ja nicht – wie fälschlicherweise angenommen wird – eine Übersäuerung des Magens, sondern meistens der Brennschmerz der Gallensäure, die durch die Magenschleimhaut eintritt. Daher auch der Zusammenhang mit Depressionen.

INDIKATION: Arteriosklerose

Die Arteriosklerose ist eine schleichende Krankheit, und es dauert Jahre, manchmal fast 30 Jahre, bis sie ein so gefährliches Ausmaß erreicht hat, dass mit einem Schlaganfall gerechnet werden muss. Die ersten Anzeichen sind eine allgemeine Müdigkeit, ein Leistungsverlust und ein Nachlassen der Konzentration und des Gedächtnisses. Wenn die Verhärtung der Gefäße weiter fortgeschritten ist, treten Verwirrtheit, Orientierungslosigkeit, Depression und ein Verlust der Persönlichkeit ein. Im Endstadium der Arteriosklerose ist der ganze Organismus betroffen, so dass es zu schweren Funktionsstörungen von Leber, Lunge und Nieren kommt.

Hildegard beschreibt die Arteriosklerose als Kettenreaktion, die an den Nieren beginnt, wobei nun die Schlackenstoffe aus dem Körper nicht mehr so gut entfernt werden können und sich in den Gefäßen und dem Gewebe ablagern. Noch verstärkt wird die Arteriosklerose durch eine gewisse seelische Verhärtung, das Laster der Hartherzigkeit. Dadurch wird der Melanchestoff im Körper vermehrt, und der ganze »Rattenschwanz« von Schädigungen folgt nach. Aber Hildegard beschreibt nicht nur die Arteriosklerose, sondern gibt uns auch ein vorzügliches Vorbeugungsmittel dagegen, die schon berühmt gewordene Frühlingswermutkur mit.

Wermut-Trank

Rezept:

Den Wermut bei zunehmendem Mond im Mai oder Juni ernten und den frischen Blättern mit einem Leintuch den Saft auspressen. Diesen Saft (40 ml) in die Siedehitze von 1 l Wein und 150 g Honig hineingießen und sofort von der Flamme nehmen. Filtrieren und steril abfüllen.

Jeden 2. Tag 1 Likörglas (20 ml) Wermutwein vor dem Frühstück nehmen.

Die Vorschrift »jeden 2. Tag nehmen« bedeutet: 1 Tag nehmen, nächsten Tag Pause, am übernächsten Tag wieder nehmen. Die Wermutkur wird vom Frühling bis zum Herbst durchgeführt und sorgt dafür, dass die Patienten besser durch den Winter kommen. Das Immunsystem ist stabilisiert und zeigt gegen Virusinfektionen, Grippe und Erkältungen eine stärkere Widerstandskraft.

Besonders wichtig ist der Wermut als Bitterstoff zur Regenerierung der Gefäße und Anregung der inneren Sekretion. Dadurch verhütet man die Ablagerung von Cholesterin und Eiweißschlacken in den Gefäßen – die sogenannte innere Verkalkung – und beugt wirksam der Arteriosklerose vor.

Insgesamt ergeben sich daher für den kurmäßigen Einsatz des Wermut-Elixiers in Übereinstimmung mit den pharmakologischen Eigenschaften des Wermuts folgende Wirkungen:

1. krampflösend
2. durchblutungsfördernd
3. karminativ
4. Stärkung der Speichel- und Magensaftsekretion
5. Beschleunigung der Magenentleerung
6. appetitanregend
7. zentralregulierend
8. antiinfektiös
9. immunstimulierend

Folgende Einsatzgebiete sind aufgrund der genannten Eigenschaften indiziert:

1. Beseitigung und Verhütung von Arteriosklerose:
   - Koronarsklerose, Zerebralsklerose, Nephrosklerose, Sklerose der Blutgefäße des Darmgekröses sowie der Abdominalorgane
2. Stoffwechselleiden:
   - Gicht und Rheuma (erhöhter Harnsäurespiegel), Rheumatoide Arthritis
   - Altersdiabetes (Typ-2-Diabetes)
   - erhöhte Blutfettwerte (Cholesterin und Triglyzeride)
3. Magen- und Darmleiden mit Blähungen, Appetitmangel
4. Verbesserung der Verdauung:
   - Anregung von Speichel-, Gallen- und Magensaftsekretion
   - Regulierung des Gallenflusses und Beseitigung der Melanche aus den Gallenwegen
5. Resistenzsteigerung gegen Virusgrippe, Rekonvaleszenz nach überstandenen Infektionen

Edelsteine in der Herz-Therapie

INDIKATION: Herzrhythmusstörungen, Herzrasen (Tachykardie), rheumatische Herzschmerzen, Ischialgie, arteriosklerotische Herzschmerzen

Jaspis-Scheibe

Anwendung:
Die kalte Jaspisscheibe wird auf die Haut über dem Herzen, wo man es am stärksten spürt, gedrückt, bis sie warm wird. Dann lässt man den Stein abkühlen und legt ihn nochmals 1-, 2-, 3-mal auf das Herz, bis die Herzrhythmusstörungen verschwunden sind.

Die Wirkungen der Jaspisscheibe sind verblüffend und zuverlässig. Herzschmerzen vergehen, und der natürliche Herzrhythmus stellt sich wieder ein.
Der Jaspis wirkt aufgrund seiner eigenen Schwingungen auf das natürliche Schrittmacherzentrum, den Sinusknoten, der die Herzfrequenz steuert. Seelische und körperliche Einflüsse beeinflussen die Herzfrequenz, und jedes Zuviel bringt das Herz aus seinem Rhythmus. Daher wird das Herz bei Aufregung durch den Sympathikus und die Ausscheidung von Katecholaminen (z. B. Adrenalin) angetrieben, wodurch Blutdruck und Herzfrequenz steigen, während beim Gebet oder bei der Meditation geistig-seelische Ruhe eintritt. Jetzt kommt der Vagus »zum Zuge«, wobei durch die Ausschüttung von Azetylcholin der Blutdruck und die Herzfrequenz sinken.

Die Jaspisscheibe erinnert den Menschen sozusagen daran, auf seinen natürlichen Lebensrhythmus zu hören und seine seelischen Entgleisungen wieder in Ordnung zu bringen. Die schulmedizinische Behandlung von Rhythmusstörungen mit Betablockern, wobei die Seele im wahrsten Sinne des Wortes vom Körper entkoppelt wird und eine psychovegetative Blockade eintritt, nimmt dem Menschen die Chance, seine Emotionen auf natürliche Weise zu regulieren. Die Jaspis-Therapie ist daher eine echte Alternative zu den Betablockern, die durch den Facharzt in dem Maße, wie die Jaspis-Therapie hilft, behutsam und langsam abgesetzt werden können.
Der Jaspis hilft auch in anderen Fällen der Schmerzbeseitigung, wobei er entweder auf die Schmerzstelle gedrückt wird oder z. B. bei der Ischiasbehandlung 3 Tage und 3 Nächte mit Leukosilk auf die Nervenwurzelstelle geklebt wird.

INDIKATION: Herzrhythmusstörungen durch Schilddrüsenüberfunktion, Herzrasen, Ohnmachtsanfälle, Synkope, Struma (Kropf)

Bergkristall-Scheiben

Im Unterschied zu dem Herzrasen, das durch eine Störung des Sinusknotens verursacht wird, handelt es sich bei folgendem Herzrasen um Störungen der Schilddrüse, die den ganzen Organismus mit Hormonen überschwemmt und aufputscht. Im Vordergrund stehen übermäßiges Schwitzen und Gewichtsverlust trotz großen Appetits. Diese Überaktivität wird durch die Anwendung des Bergkristalls gebremst. Es hat sich bewährt, eine Bergkristallkette ständig zu tragen und den

Bergkristall sonnengewärmt auf die Schilddrüse, das Sonnengeflecht und die Herzgegend zu legen und hier 30–60 Minuten zu belassen.

INDIKATION: Herzneurose, Angstneurose, Herzhypochondrie, hysterische Herzschmerzen mit Herzklopfen

Chrysolith mit Olivenöl

»Wer im Herzen (Schmerzen) leidet, der tauche diesen Stein in Olivenöl und bestreiche mit dem in Öl getauchten Stein die Stelle, wo es weh tut, und es wird ihm bessergehen.«

Rezept:
Der grüne Chrysolith wird in Olivenöl getaucht, das mit dem so befeuchteten Stein dort einmassiert wird, wo sich der Herzschmerz bemerkbar macht.

Der Stein bewährt sich besonders bei der Beseitigung von Herzschmerzen, die vom Patienten im linken dritten Rippenzwischenraum als Punktschmerz angegeben werden. Dabei deutet der Patient mit dem Zeigefinger der rechten Hand direkt auf den Schmerzpunkt, im Unterschied zu den schweren Herzschmerzen, bei denen der Patient mit der ganzen rechten Hand auf das Herz fasst (Angina-pectoris-Schmerzen).

INDIKATION: Herzschmerzen, Verstopfung

Onyx

»Wer im Herzen oder in der Seite Schmerzen leidet, der wärme einen Onyx-Stein mit seinen Händen, mache einen Wein warm, nehme ihn vom Herd und halte den Onyx über den dampfenden Wein, damit sich das auf dem Stein niederschlagende Wasser [Schweiß] mit dem Wein vermische, und lege ihn dann in den warmen Wein. Wenn das geschehen ist, trinke sogleich diesen Wein, und der Herz- und Seitenschmerz wird vergehen.«

Der Onyx hilft besonders bei der reaktiven Traurigkeit, also der Traurigkeit, die entsteht, wenn man an einer schweren Krankheit, z. B. Krebs oder Asthma, leidet. Aber auch bei Milzschmerzen hat sich der Onyx-Wein bewährt. Der Onyx ist ein echtes Herz-Heilmittel, wobei der Herzschmerz vergeht und beseitigt wird.

INDIKATION: Herzleiden, Herzschwäche, pseudoepileptische Anfälle, Magen-Darm-Krämpfe, Roemheld-Syndrom, Blähungen

Smaragd

Der Smaragd ist der stärkste Heilstein in der Hildegard-Medizin, der gegen alle Schwächen und Krankheiten eingesetzt werden kann. Patienten tragen in solchen Fällen mit großem Erfolg und großer Sicherheit eine Smaragdkette aus Rohsteinen, die ihnen große Stärke und Zuversicht verleiht. So hat sich z. B. auch bei der Roemheld-Krankheit der Smaragd, für 3–4 Tage auf den Nabel gebunden, außerordentlich bewährt und sorgt dafür, dass die Blähungen wieder abgehen und die Patienten Erleichterung finden.

INDIKATION: Schlaganfall, Halbseitenlähmung, Arteriosklerose, Kopfdruck durch Bluthochdruck

Diamant-Wasser

Anwendung:
Ein Rohdiamant wird 24 Std. in Wasser gelegt. Mit dem darüber stehenden Wasser werden alle Speisen und Getränke bereitet.

Bei drohendem Schlaganfall kann das Diamant-Wasser auch prophylaktisch eingesetzt werden. Nach dem Schlaganfall werden täglich alle Speisen und Getränke so bereitet, wodurch Lähmungserscheinungen schneller beseitigt werden können.

35 Herzmittel, eine solch breite Palette gibt es nur bei Hildegard. Einmalig ist die Vielfalt der Hildegard-Mittel, einmalig die Zahl der Indikationen und einmalig auch die Absicht, das Herz an Leib und Seele ganzheitlich zu heilen.
Sie dienen nicht nur zur Rehabilitation nach einem Herzinfarkt, sondern vor allen Dingen zur Verhütung und Vorbeugung von Herz-Kreislauf-Krankheiten.

Schutzkost für Herz und Kreislauf

Die Hildegard-Diät und die Hildegard-Fasten- und -Aufbaukur sind sehr wirksame Methoden, um Herzkrankheiten zu verhindern. Übergewicht und eine fettreiche Diät mit schlechten Kohlenhydraten sind riskant. Durch Abnehmen lösen sich viele Probleme, die mit dem Übergewicht in Zusammenhang stehen. Beim Hildegard-Fasten normalisieren sich die Triglyzerid- und Cholesterinspiegel von ganz alleine, wobei die Wände der Blutgefäße entlastet und das Herz geschont wird. Von der Deutschen Gesellschaft für Ernährung wird der normale Cholesterinspiegel mit weniger als 220 mg/100 ml und der normale Triglyzerid-Blutspiegel (Neutralfette) mit weniger als 150 mg/100 ml angegeben. Da die Fettstoffwechselstörungen den Risikofaktor Nummer eins bei Herzkrankheiten darstellen, werden folgende Regeln zur Beachtung empfohlen:

Gesättigte Fette vermeiden: tierische Fette, Milchprodukte, Schlagsahne, Eiscreme, gehärtete Pflanzenfette wie Margarine sowie gebratenes Essen wie Pommes frites! **Vermeide zu viel Cholesterin:** Eigelb (ein Eigelb enthält 300 mg Cholesterin), die Haut von Geflügel, Hackbraten (Hamburger), Schellfisch, Karpfen, Krabben, Kaviar, Nieren, Gehirn oder Zunge! Auch das rote Rindfleisch ist sehr stark cholesterinhaltig.

Salz vermeiden: nicht mehr als ein Teelöffel Salz (3 g) pro Tag. Beachte, dass Käse, Salatsaucen, Brot und andere Lebensmittel sowieso immer stark gesalzen sind! Wir empfehlen daher das Kräuterdinkelbrot, in dem das Salz durch Galgant, Quendel und Bertram ersetzt wurde.

Alkoholische Getränke sollen auf ein Glas Wein oder ein Glas Bier pro Tag beschränkt bleiben. Keine hochprozentigen Liköre oder Schnäpse!

Neue wissenschaftliche Ergebnisse bestätigen, was Hildegard schon vor 800 Jahren schrieb: Durch richtiges Essen kann man Herz-Kreislauf-Erkrankungen vermeiden. Einige Fleisch-, Fisch- und Pflanzenarten enthalten schützende Fettsäuren, die die Entwicklung von Arteriosklerose verzögern und dadurch dem Herzinfarkt vorbeugen. Forscher fanden heraus, dass bei den Eskimos in Grönland und bei den Japanern Herz-Kreislauf-Erkrankungen außerordentlich selten sind und der Herzinfarkt eine Ausnahme ist. Diese Völker essen besonders gerne Lachs und Walfisch, die Fettsäuren enthalten, die in der Lage sind, hohe Cholesterinspiegel im Blut zu senken und dadurch Herzattacken zu verhüten. Die cholesterinsenkenden Fettsäuren befinden sich auch in Frisch- und Salzwasserfischen wie Barsch, Flunder, Schwertfisch, Stockfisch, Lachs, Hecht sowie in Walfischfleisch. Die günstigen ungesättigten Fettsäuren findet man darüber hinaus in pflanzlichen Fetten und Ölen, z. B. im kaltgepressten Sonnenblumenöl.

Die kardioprotektive Wirksamkeit

Die Gesundheit unseres Herzens und unserer Blutgefäße wird durch eine harmonische Lebensweise im Einklang mit der Natur und eine gesunde Ernährung mit Dinkel, Obst und Gemüse geschützt. Besonders der Dinkel enthält alle notwendigen Vitalstoffe, die für die Teilungs- und Wachstumsprozesse des Organismus notwendig sind.

Nach den bahnbrechenden Erkenntnissen von Professor Weuffen von der Universität Greifswald enthält der Dinkel nicht nur wertvolle Kohlenhydrate, Eiweiße, ungesättigte Fettsäuren, Vitamine, Mineralien und Spurenelemente, sondern vor allem positiv wirksame sekundäre Inhaltsstoffe, wie z. B. das Rhodanid oder Thiocyanat. Ausreichende Mengen dieses natürlichen Antibiotikums sind für alle Wachstums- und Heilungsprozesse im Organismus notwendig. Der Mangel an diesen unverzichtbaren Naturstoffen ist eine wichtige Ursache für die Entstehung von Herz- und Gefäßerkrankungen.

Die natürliche Blutgefäßreinigung mit Dinkel

Dinkel schützt die Muskelzellen der Gefäße vor Degeneration und Zerstörung. Bei Mangel an zellschützenden und abwehrstärkenden Nährstoffen gerinnen die Muskelzellen, so dass sich in den Gefäßen kleine Risse bilden. Um diese Defekte zu reparieren, lagern sich Blutgerinnsel, Kalk und Fette ab und können die Gefäße lebensbedrohlich verengen oder sogar verschließen. Die Gefäße können unter diesen Umständen sogar platzen und den gefürchteten Herzinfarkt oder Schlaganfall verursachen. Besonders Krampfadern können sich entzünden und eine Thrombose- oder Emboliegefahr hervorrufen. Die Ernährung mit Dinkel ist daher die sicherste, natürlichste und ungefährlichste Reinigungsmethode zur Vorbeugung und zum Schutz vor diesen arteriosklerotischen Prozessen, eine Methode, die bereits verengte und entzündete Blutgefäße reinigt. Die große Vielfalt der Nährstoffe, insbesondere von Thiocyanat, sorgt dafür, dass die Reparatur-, Heilungs- und Wachstumsprozesse der Gefäßmuskelzellen so angeregt werden, dass eine Ablagerung von Plaques mit Fett, Eiweiß und Kalk vermieden wird und bereits verengte Gefäße wieder geöffnet werden. Alle Organe werden besser durchblutet und versorgt, so dass sich der Gesundheitszustand schlagartig verbessert. Die Patienten fühlen sich wieder kräftiger und gesünder, sind gut durchblutet und haben einen natürlichen Schutz vor Krankheits- und Alterungsprozessen.

Die Blutgefäßreinigung durch Dinkel konnte bei Tausenden von Patienten dokumentiert werden. Die Möglichkeiten des Körpers zur Selbstheilung, die auf diese Weise angeregt werden, führen innerhalb von kurzer Zeit zu verblüffenden Erfolgen. Vor allem bei Patienten mit Angina pectoris, Durchblutungsstörungen, Diabetes und Krampfaderleiden ist die Dinkelernährung äußerst wirksam. Geradezu sensationell sind die Heilungserfolge bei Patienten mit Venenentzündungen.

Speiseplan für Herz-Kreislauf-Patienten

Montag:
Zucchinisuppe, Kichererbsenbratlinge mit Gemüse und Galgantsauce, Dinkel-Kopfsalat, Rote Grütze
abends: Maronenpastete

Dienstag:
Hühnerleberknödelsuppe, überbackener Fenchel, Dinkelkernotto (geschälter Dinkel), grüner Salat mit Dinkelkörnern, Orangencreme
abends: Dinkelcremesuppe, mariniertes Gemüse

Mittwoch:
Maronisuppe mit Griechenklee, Gemüsepizza, Dinkel-Kopfsalat, Apfel in Gewürztraminer
abends: geröstete Dinkelgrießsuppe, gekochte Gemüseplatte

Donnerstag:
Kichererbsensuppe, gefüllte Dinkel-Pfannkuchen mit Königskerzenblüten, Dinkel-Kopfsalat, Joghurtcreme
abends: Minestrone, Grießschnitten mit Apfelkompott

Freitag:
Kürbis-Karotten-Cremesuppe, Lachsforellenfilets in Kräuterweinsauce, grüner Salat mit Dinkelkörnern, glasierte Maronen
abends: passierte Kräutersuppe mit Dinkel, Rote Bete mit Meerrettich

Samstag:
Kalbsfußknochensuppe mit Flädle, Gemüsebratlinge mit Kräuterbutter, Dinkel-Kopfsalat, Apfelkuchen
abends: Dinkelflockensuppe, Bohnenkernsalat und grüner Salat

Sonntag:
Fenchelcremesuppe, Hirschragout mit Dinkelspätzle, Bohnen- und Karottengemüse, Dinkel-Kopfsalat, Weinschaumcreme
abends: Dinkelbrot mit vegetarischem Aufstrich, Salat

9. Das Ökosystem im menschlichen Körper

Heilmittel für Magen und Darm

Magen und Darm, innen und außen, Mikro- und Makrokosmos sind von Natur aus auf wunderbare Weise aufeinander abgestimmt und miteinander verbunden. Mit 5–7 Meter Länge und 200–300 Quadratmeter Fläche ist der Darm nicht nur das größte, sondern auch das wichtigste Organ des Menschen, in dem sich obendrein noch 10-mal mehr Keime befinden, als der menschliche Körper Zellen hat. Diese physiologische Darmflora, das sogenannte Ökosystem Darm, lebt mit dem Menschen in Symbiose, d.h. in einem Gleichgewicht, von dem in hohem Maße unsere Gesundheit, unser Wohlbefinden und unsere Gefühle abhängen. Mehr noch: 80 % unseres gesamten Immunsystems sind am Darm lokalisiert, um diese physiologische Mikroflora im Gleichgewicht zu halten. Jede Immunschwäche dieser Darmflora gegenüber würde zu verhängnisvollen Konsequenzen für alle Organe und für die Gesundheit des Menschen führen. Die harmlose physiologische Darmflora könnte sich innerhalb von kürzester Zeit, ja sogar in 20 Minuten verdoppeln und sich zu krank machenden, Sepsis auslösenden Erregern verwandeln, die nicht nur das Blut, sondern auch alle Organe des Menschen infizieren könnten. Von ganz besonderer Bedeutung ist das Gleichgewicht zwischen Immunsystem und der Darmflora bei der Gesunderhaltung der Schleimhäute und des Knorpels der Gelenke, denn hier liegen die eigentlichen Ursachen für die Autoaggressionskrankheiten, die wir als Neurodermitis, Heuschnupfen, Allergie, Asthma sowie als Arthrose, Arthritis

und Polyarthritis beobachten können. Eine erfolgreiche Behandlung muss daher immer auch eine Darmsanierung und eine Modulation des Immunsystems mit berücksichtigen, ohne die eine echte Heilung überhaupt nicht möglich ist.
Und schließlich ist das Darmsystem auch noch die Zielscheibe aller seelischen und emotionalen Reaktionen durch Stress, Angst, Sorge und Kummer, weil Darm und Seele engstens miteinander verbunden sind. Jeder von uns kennt Prüfungssituationen mit Durchfall (»Schiss in der Hose«) oder besondere Belastungsreaktionen für den Darm bei Scheidungstermin, Kündigung oder Partnerschaftsverlust. Zusammenfassend kann man sagen, dass das Ökosystem Darm unsere seelische Verfassung spiegelt und ein Messinstrument für die Qualität unseres Immunsystems darstellt, das sich sehr schnell zum Guten oder zum Schlechten wenden kann.

Ernährungstherapie

Von allergrößtem Einfluss auf das Ökosystem Darm ist die richtige Ernährung, die Stabilität und Ruhe in ein gestörtes Ökosystem hineinbringen kann. Die großen Erfolge, die wir durch die Dinkel-, Obst- und Gemüsekost als Heilmittel erzielen konnten, beruhen nicht zuletzt auf der harmonisierenden Wirkung auf Immunsystem und Darmflora. Hier liegt auch der Schlüssel zur Behandlung der ernährungsbedingten Zivilisationskrankheiten, die durch die Hildegard-Diät zu lindern, zu verhindern oder auch zu heilen sind.
Erst aus ganzheitlicher Sicht von Magen und Darm als Ökosystem kann man die große Bedeutung ermessen, die die Ernährung und der Lebensstil auf die Erhaltung der Gesundheit des Menschen ausüben, und aus dieser Gesamtsicht bietet die Hilde-

gard-Heilkunde eine hervorragende Möglichkeit, Gesundheit zu erhalten und Krankheiten zu verhüten oder auch zu heilen. Dazu gehören nach Hildegard auch Krankheiten der ganzen Verdauungseinheit vom Mund bis zum Enddarm, ja sogar die Eingeweide und die Drüsen innerer Sekretion, die Hildegard unter dem Begriff der »viscera« zusammenfasst: Bauchspeicheldrüse, Leber, Galle, Milz, Eierstöcke, Nebenniere und das Steuerungsorgan, die Hirnanhangsdrüse oder Hypophyse. Der gesamte Stoffwechsel wird vom zentralen Nervensystem und von den Hormondrüsen gesteuert.

»Das Gehirn gibt im Stadium der Fülle ein Sekret ab, wodurch die Verdauung in Gang gesetzt wird.«

Überraschend – und von der modernen Forschung noch kaum in Erwägung gezogen – ist die Hildegardische Darstellung des zeitlichen Verlaufs der Verdauungsvorgänge, wobei die Gesundheit Schaden erleiden muss, wenn man diese Vorgänge vorzeitig oder gewaltsam beendet, wie das bei Abführmittelmissbrauch zu beobachten ist.

Krankheiten von Magen und Darm

1) Schlechter Mundgeruch – schlechter Körpergeruch

Warum haben die New Yorker den höchsten Deodorantverbrauch der Welt? Erstens, weil nirgends so viel »junk food« gegessen wird, und zweitens, weil nirgends so viel Stress herrscht wie in New York. Stress und schlechte Ernährung sind die Ursachen für schlechte Verdauung und Fäulnisgase, die durch die Atemluft wieder ausgeatmet werden. Es riecht oftmals weder aus dem Mund noch aus der Lunge, noch kommt schlechter Atem von vereiterten Zähnen, sondern in den meisten Fällen ist der schlechte Mundgeruch ein Zeichen schlechter Verdauung. Dagegen hat Hildegard zwei sehr wirksame Mittel:

- Salbei-Wein
- Fenchel

Der Salbei-Wein beseitigt das Symptom rasch und reinigt sogar die schlechten Säfte, während der Fenchel ganz allgemein als Reinigungsmittel (Karminativum) für die guten Körperausdünstungen zuständig ist.

INDIKATION: Atemgeruch: Verschleimung durch Umweltgifte, Diätfehler, Infektionskrankheiten, Überfluss an Phlegma

Salbei-Wein

Rezept:
1 EL Salbeiblätter
½ l Wein
Salbei und Wein zusammen 2–3 Minuten kräftig aufkochen, absieben und 2- bis 3-mal täglich trinken.

INDIKATION: Atemgeruch: Mundgeruch bei schlechter Verdauung, Blähungen, Verstopfung, Durchblutungsstörungen

Fenchel-Tabletten

»Und wie auch immer er gegessen wird, macht er den Menschen fröhlich und vermittelt ihm angenehme Wärme [gute Durchblutung], guten Schweiß und gute Verdauung ... Denn wer Fenchel oder seinen Samen täglich nüchtern isst, vermindert den üblen Schleim oder die Fäulnisse in ihm, und er unterdrückt den üblen Geruch seines Atems.«
3–5 Tabletten vor jedem Essen kauen und bei Bedarf.

2) Sodbrennen und Aufstoßen

Sodbrennen ist eine Folge von zu viel Gallensäure, die durch Aufregung oder Ärger gebildet wird. Die überschießende Gallensäure tritt mit dem Blut durch die Magenwand und erzeugt den unangenehmen Brennschmerz. Es hat mit der Magensäure so gut wie gar nichts zu tun, so dass auch alle säureblockierenden Medikamente keine Ursache beseitigen. Diese Säureblocker enthalten meistens Aluminium, das zu Verstopfungen führt und eine Ursache für Alzheimer sein kann. Besser ist in diesem Fall schon Fenchel. Sicher und zuverlässig verschwindet das Sodbrennen. Man nimmt gleich 3–5 Fencheltabletten vor dem Essen oder zusätzlich bei Bedarf. Der Fenchel ist so zuverlässig, dass wir ihn als das beste Magenschutzmittel der Hildegard-Heilkunde bezeichnen. Bei schweren Magenerkrankungen muss natürlich das Grundleiden mitbehandelt werden.

3) Übergewicht, Fettsucht

Fettsucht ist nicht nur ein Schönheitsfehler, sondern auch eine Krankheit, zugespitzt gesagt »Selbstmord mit Messer und Gabel«. Wenn man von der krankhaften Fettsucht einmal absieht, führt Hildegard eigentlich nur drei Gründe an, die bei Veranlagung zum Dickwerden führen:

- übermäßiger Fleischgenuss
- vielerlei durcheinanderessen
- reichlich warme Bäder

Besonders durch die raffinierte Reklame der Fleisch-, Milch- und Eierindustrie sind die Menschen der westlichen Welt aus allen Nähten geplatzt. Täglich zu viel Fleisch, Wurst, fetter Käse, Eiscreme und Süßspeisen – das ist der Grund. Vor allem Schokolade ist ein Suchtmittel: Hat man einmal angefangen, kann man nicht mehr aufhören.
Radikale Fastenkuren bringen nur bleibenden Erfolg, wenn auch eine geistige Umkehr stattgefunden hat, und die »discretio«, das rechte Maß in allen Dingen, den Alltag regiert. Schon durch eine drastische Reduktion von Fleisch, fettem Käse und Eiern kann das Normalgewicht eingehalten werden. Wichtig ist die Umstellung auf eine mehr oder weniger vegetarische Küche mit Dinkel, Obst und Gemüse und das Wissen um einige Küchengeheimnisse:

Straußenfleisch

»Das Fleisch vom Vogel Strauß ist für fette, kräftige Menschen zum Essen geeignet, weil es ihren übermäßigen Fleischansatz mindert und sie stark macht. Mageren und Schwachen taugt es nicht …«

Roggenbrot

»… ist für jene gut, die Fett angesetzt haben, weil es ihre Fleischpartien reduziert und sie trotzdem stark macht.«

Das gilt nicht für Menschen, die an schwerer Gastritis leiden (kalter Magen), weil sie dann den Roggen nicht verdauen können.

Rainfarn-Diätsuppe

»Wer von vielerlei schlechten Speisen im Magen-Darm Völlegefühl und ein Drücken hat, der koche sich eine Suppe [Bouillon, Knochenbrühe, Hühnerbrühe], ohne irgendwie andere Gemüse oder andere Pflanzen mitzuverwenden. Zu dieser Suppe gib frische Rainfarnblätter und koche das nochmals und iss diese gekochte Rainfarnsuppe oft [täglich]. Es macht deinen Magen-Darm wieder geschmeidig und leicht und führt zu einer guten Verdauung.«

»Mit Fischen schwimmen die Pfunde davon«

Wir verwenden in der Hildegard-Küche Raubfische wie Kretzer, Egli, Hecht, Barsch und Kabeljau.

Hühnerfleisch

»Für Gesunde ist Hühnerfleisch gut zu essen, weil es nicht fett macht.«

Bei Übergewicht sollte Folgendes gemieden werden:

zu viel Butter

»Wer fettes Körperfleisch hat, esse nur wenig Butter, damit sich seine kranken Gewebe nicht noch mehr vergrößern.«

Butter ist schon gut, solange sie in Maßen gegessen wird; Margarine ist kein Ersatz.

fetter Käse
»Jenen Menschen, die ein weiches, fettes und saftiges Fleisch besitzen, schadet weicher und frischer Käse [Quark] nicht.«

Kohl
»Fetten Menschen schadet er, weil ihr Fleisch ohnehin schon an Saftüberfluss leidet, und Kohlarten schaden ihnen beim Essen fast so viel wie den Kranken …«

4) Magenleiden

Mit der Wermut-Frühjahrskur (Wermuttrank) haben wir ein Universalheilmittel, das Magen und Darm bei guter Gesundheit erhält und bei krankem Magen und Verdauungsstörungen die Nierenschwäche beseitigt. Was der Magen nicht verdaut, kann die Niere nicht ausscheiden. Die Wirkung von Wermut geht u. a. auf den Gehalt von Bitterstoffen und auf aromatische Öle zurück, die für eine gute Magen- und Nierendurchblutung sorgen. Die Bitterstoffe regen die gesamte Sekretion von Verdauungsflüssigkeit an, also den Speichel, Magensäfte, Zwölffingerdarm-, Leber- und Gallensekretion. Darüber hinaus wird durch die Bitterstoffe das gesamte Körperimmunsystem stimuliert, da Wermut auf der gesamten Schleimhaut vom Mund über den Magen bis zum Darm Abwehrstoffe (z.B. IgA) freisetzt. Wermut fördert darüber hinaus aufgrund seines Gehaltes an ätherischen Ölen eine gute Durchblutung der Nieren, deren eingeschränkte Funktion sich wieder normalisiert.

INDIKATION: Krankheiten von Herz, Lunge, Magen, Augen, Eingeweiden, Nieren, Verhütung von Arteriosklerose, Darmkrankheiten (Entzündungen), Erkältungsanfälligkeit (Bronchitis, Grippe), vorzeitiges Altern, Melancholie, Fußschwäche, Ausfluss, Unterleibsentzündungen

Wermut-Trank

Rezept: siehe S. 93

Anwendung:
Von Mai bis Oktober jeden 2. Tag 1 Likörglas (20 ml) vor dem Frühstück nüchtern einnehmen. Das bedeutet: an einem Tag nehmen, am 2. Tag eine Pause machen, am 3. Tag wieder nehmen. In akuten Fällen kann auch das ganze Jahr hindurch Wermut genommen werden. Kinder nehmen entsprechend eine kleinere Menge (1 TL oder 1 EL).

5) Magenschmerzen infolge von Schleimhautentzündung (Gastritis, Magenkatarrh, Magen- und Zwölffingerdarmgeschwüre)

Durch Schlemmerei, das Viel-durcheinander-Essen, das Rohkost-Essen oder das zu fette Essen entstehen im Körper schlechte, krank machende, übel riechende Säfte, die nicht nur den Magen, sondern auch den ganzen Organismus zerstören können.
Die Magenschleimhaut kann nicht nur durch die oben beschriebenen schlechten Essgewohnheiten, sondern auch durch unzureichendes Kauen, verdorbene Speisen, hochkonzentrierte

Alkoholika, Tabakgenuss, Bohnenkaffee, durch zu kalte oder zu heiße Speisen, durch infektiöse Magen-Darm-Krankheiten sowie durch Medikamentenmissbrauch geschädigt werden. Geschwürbildend sind im Wesentlichen die gleichen Faktoren, die auch zur Schleimhautentzündung führen. Aber es gibt auch seelische Ursachen, meist im mittleren Lebensalter, bei Männern mehr als bei Frauen. Auch atmosphärische Einflüsse spielen eine Rolle, da die Geschwüre besonders im Frühjahr und Herbst ihre Hochsaison haben.
Beim Magengeschwür treten charakteristische krampfartige Magenschmerzen häufiger beim Essen oder bald nach dem Essen (Frühschmerz) auf mit Aufstoßen, Schwindel und Erbrechen. Ein Zwölffingerdarmgeschwür ist häufiger als ein Magengeschwür. Hier ist der Nüchternschmerz charakteristisch, ein bis drei Stunden nach dem Essen, auch nachts (Spätschmerz, Nüchtern-Hunger-Nachtschmerz), und er vergeht häufig, wenn der Kranke auch nur eine Kleinigkeit isst.
Die Große Magenkur ist ein klassisches Mittel zur Grundausheilung des Magens und zur Beseitigung der Magenschmerzen. In dieser 10-Tage-Kur nimmt der Magenkranke Pfingstrosen-Elixier sowie eine Magen-Vorspeise aus Pfingstrosen-Elixier, Dinkelmehl und Eidotter zu sich.

INDIKATION: Blähungen, Dyspepsie, chronische Gastritis

Pfingstrosen-Elixier

Rezept:
200 ml Urtinktur Pfingstrosensaft

50 ml Urtinktur Stabwurzsaft
40 ml Urtinktur Gänsefingerkraut

in 600 ml Wein aufkochen, absieben, abfüllen.
Mit einem Tauchsieder 2- bis 3-mal zum Kochen bringen und in der Siedehitze mit Galgantpulver (1 Msp.) und Pfefferpulver (1 Msp.) versetzen. Man trinkt 5 Tage lang 1 Likörglas vor dem Essen, aufgewärmt.

Danach isst man für 5 Tage 1-mal täglich als Vorspeise: 1 Likörglas aufgewärmtes Pfingstrosen-Elixier, verrührt mit 1 Eidotter und 1 EL Dinkelbrot. Das Ganze wird mit etwas Wasser verrührt und daraus eine warme Vorspeise zubereitet. In einer beschichteten Pfanne ohne Fett oder Öl kochen, bis die Speise stockt. Wiederholt auch rohen Ysop in Wein ansetzen und 1-mal täglich davon 1 Likörglas trinken.

INDIKATION: Gastritis, Magengeschwür, Mageneiterung, Magenempfindlichkeit, Verdauungsschwäche, Zwölffingerdarmgeschwür, Verdauungsinsuffizienz, Appetitlosigkeit

Muskatellersalbei-Elixier

Rezept:
10 g Muskatellersalbeiblätter
6 g Poleiminze
2 g Fenchelsamen
50 g Honig

mit 1 l Weißwein aufkochen und absieben und steril abfüllen. Nach dem Mittagessen und nach dem Abendessen nimmt man 1–2 Likörgläser voll. Bei empfindlichem Magen kann man anfangs auch etwas weniger nehmen (1 EL voll).

Das Magenelixier (Muskatellersalbei-Elixier) ist das wichtigste Mittel zur Ausheilung einer chronischen Magenschleimhautentzündung, die besonders eine Folge von zu wenig Magensäure ist und leicht in ein Magengeschwür und – wenn nicht richtig behandelt – in Magenkrebs übergehen kann. Das Absenken der Magensäure durch die modernen H_2-Blocker führt zu großen Komplikationen, da durch zu geringe Magensäure eine Eiweißverdauung nicht mehr möglich ist und die Verdauung in Fäulnis übergehen kann. Darüber hinaus verliert der Magen durch ein Absenken der Magensäure seine Fähigkeit, sich vor Bakterien zu schützen. Hier ist eine Besiedlung mit dem gefürchteten Helicobacter pylori, der heute für Magen- und Darmgeschwüre verantwortlich gemacht wird, besonders gefährlich. Pylori-Infektion ist zu einer »Modeerkrankung« geworden, die nun ihrerseits mit einer sogenannten Triple-Therapie behandelt wird und zu weiteren großen Schäden der physiologischen Darmflora führt. Alternativ werden in der Hildegard-Heilkunde Galgant und hochdosiertes Vitamin C eingesetzt, die die Helicobacter-pylori-Infektion ohne Nebenwirkungen beseitigen können.
Zur Beseitigung von Druckgefühl mit krampfartigen Schmerzen, besonders auch nach Magenoperationen, helfen zuverlässig die Fencheltabletten. Die Heilwirkung des Fenchels beruht auf einer krampflösenden und karminativen (reinigenden) Eigenschaft des Fenchelöls.

Ingwer-Mischpulver

Das Magenpulver (Ingwer-Mischpulver) ist ein weiteres spezielles Pulver gegen Magenschmerzen, bei Magen- oder Zwölffingerdarmgeschwüren, Bauchschmerzen, Nabelkoliken oder Gastritis:

Rezept:
10 g Ingwer
20 g Galgantwurzelpulver
5 g Zitwer

Nach dem Essen und abends vor dem Schlafengehen nimmt man 2–4 Msp. von dem Pulver in einem halben Glas Rotwein. Die Kur dauert 2–4 Monate.

INDIKATION: Magen-Darm-Schmerzen, Krankheiten der Bauchspeicheldrüse, Milz, Gallenblase, Verkrampfungen, Magen-Darm-Koliken, Kopfschmerzen bei Hochdruck (vor Schlaganfall), Nebenhöhlenentzündung

Tannensalbe

Besonders bewährt hat sich die Anwendung der Tannencreme bei stressbedingten Magen-Darm-Beschwerden und auch zur Anregung der Verdauung bei einer Bauchspeicheldrüsenschwäche. Auch bei der Zuckerkrankheit kann die Bauchspeicheldrüse durch die Tannencreme zur Insulinproduktion aktiviert werden.

Rezept:
50 g Frühlingstannennadeln, -rinde und -holz
25 g Salbeiblätter
250 ml Wasser
100 g Mai-Kuhbutter

Tannennadeln, -rinde und -holz mit Salbeiblättern klein schneiden und mit Wasser zu Brei kochen. Mit Butter unter ständigem Rühren zusammenschmelzen, kalt rühren, vom Wasser abtrennen und im Salbengefäß im Kühlschrank aufbewahren.

Man massiert zunächst das Herz und anschließend das Sonnengeflecht ein. Bei Kopfschmerzen kann man auch Schläfen und Stirn und den ganzen Kopf mit der Tannencreme massieren. Die Tannencreme hat sich auch ausgezeichnet zur Beseitigung von Stirnhöhlen- und Kieferhöhlenschmerzen bewährt, wobei man äußerlich einmassiert. Selbst die Nasenlöcher kann man mit der Tannencreme massieren.

INDIKATION: Magen-Darm-Leiden, insbesondere bei Magengeschwüren oder Gastritis sowie Bauchspeicheldrüsen-, Leber- und Gallenerkrankungen

Edelkastanien-Habermus

Rezept:
Es hat sich bewährt, zum täglichen Habermus entweder 1 EL Edelkastanienmehl mitzukochen oder frische Edelkastanien wie Kartoffeln zerdrückt sowie 1 TL aus einer Mischung Süß-

holz-Engelsüß-Pulver (60 g Süßholzpulver mit 40 g Engelsüßpulver) darunterzumischen. Diesen Brei isst man für 4 Wochen morgens, wobei die Magen- und Zwölffingerdarmgeschwüre für immer ausheilen.

Der Maronibrei bewährt sich besonders im Frühling und Herbst in der Hochsaison der Magen- und Zwölffingerdarmgeschwüre. Er muss aber mindestens 4–6 Wochen regelmäßig gegessen werden.

Die Hildegard-Diät als Grundlage bei allen Magen-Darm-Leiden legt besonderen Wert auf das Dinkelgetreide. Zur Neutralisation überschüssiger Magensäure hat sich auch die Mandelmilch bewährt, die man im Mixer aus Mandeln und Wasser herstellen kann. Auch die Ziegenmilch neutralisiert Magensäure und hilft bei der Ausheilung von entzündeter Magenschleimhaut.
Bei Magen- und Darmleiden sollen gemieden werden:

- alle sauren Früchte
- Rohkost
- alle gebratenen und in Fett zubereiteten Lebensmittel
- Tabak, Alkohol, Kaffee und Schokolade
- starke Gewürze wie Senf und Paprika
- Zucker und Zuckerprodukte, insbesondere »soft drinks«

Brennnessel

In der Volksheilkunde wird die blutreinigende Wirkung der Brennnessel vielseitig ausgenutzt. Hildegard empfiehlt, die Frühlingsbrennnesselblätter als Gemüse in Fleischgerichten oder in Knödeln und Nockerln mitzukochen, um den Magen zu reinigen und zu entschleimen.

»Wenn die Brennnessel frisch aus der Erde sprießt, ist sie gekocht nützlich für die Speisen des Menschen, weil sie den Magen reinigt und den Schleim aus ihm wegnimmt. Das macht jede Art von Brennnessel.«

Im Frühling kann man 1–2 TL Brennnesselblätter zusetzen und mitkochen. Im Winter eignet sich auch das aus den frischen Frühlingsblättern hergestellte Pulver.

Beifuß

Auch den Beifuß kann man mit Fleisch (Lamm oder Ziege) kochen oder als Gewürz verwenden, vorausgesetzt, man hat ihn vorher gekocht. Besonders bei Gastritis und Magengeschwüren ist der Beifuß hilfreich.

INDIKATION: Magenfieber, Verschleimung, Katarrh, Magenschmerzen, besonders nach abgeheilten Magen- und Darmgeschwüren (Narbenschmerzen)

Lorbeer-Wein

Lorbeerwein hilft bei Gastritis und Magenschmerzen mit begleitendem Fiebergefühl, das der Betroffene als Fieber bezeichnet, vom Thermometer aber kaum angezeigt wird.

Rezept:
1 TL Lorbeeren mit 1 Glas (Rot-)Wein 2–3 Minuten lang aufkochen, absieben und den Wein schluckweise warm abends vor

dem Schlafengehen trinken. (Nicht bei akuten Magen-Darm-Geschwüren oder Magenkrebs!)

INDIKATION: Depressionen, Wallungen, Zwischenblutungen, Diabetes, Hormonregulationsstörungen, Verdauungsstörungen, Gallenstau, Zwölffingerdarmgeschwür

Weinraute

Jedes gute Hildegard-Essen sollte grundsätzlich mit bitteren Weinrautekräutern beschlossen werden. Weinraute beseitigt nicht nur das lästige Sodbrennen, sondern auch die Schwarzgalle. Die Weinraute ist ein gutes Antimelancholikum.

6) Verdauungsstörungen, Verdauungsschwäche (Dyspepsie)

Als »Dyspepsie« werden alle Gärungs- und Fäulnisprozesse des Magen-Darm-Bereichs zusammengefasst, die mit Verdauungsstörungen einhergehen, sofern es sich nicht um Leber-, Gallen- oder Bauchspeicheldrüsenerkrankungen handelt. Im Prinzip kommen die gleichen auslösenden Faktoren in Frage, die auch Magenschmerzen erzeugen: Überladung des Magens mit Rohkost, mit zu schwerer und zu trockener Kost (Geräuchertes), wobei die Nahrung nicht verdaut werden kann. Bei leichteren Störungen kommt es zu häufigen weichen Stühlen, Blähungen, gastrokardialen Symptomen (Roemheld-Syndrom) mit Spannungen im Oberbauch und Druck aufs Herz, wodurch entweder eine Gallenblasenkolik oder auch ein Herzinfarkt ausgelöst werden kann. Außerdem leiden die Patienten an Völlegefühl und Übelkeit mit Brechreiz. Allgemein befinden sich unverdaute Nahrungsbestandteile, Fäulnisgase und Fäulnisstoffe im Blut. Bei starken Störungen kann es zu explosionsartigen Durchfällen, Blähungen und kolikartigen Schmerzen im Mittelbauch kommen.

Verdauungsstörungen bringen nicht nur den gesamten Stoffwechsel durcheinander, sondern lösen im Prinzip alle chronischen Krankheiten aus. Dadurch kann im Menschen eine ganze Kettenreaktion von Leiden ausgelöst werden.

Zur Förderung der Verdauung gibt es bei Hildegard eine Art Universalmittel, das »Sivesan« oder Fenchel-Mischpulver, das sowohl Krankheiten heilt als auch die Gesundheit erhält (*Rezept:* siehe S. 87).

Das Fenchel-Mischpulver trägt zur Stoffwechsel- und Kreislaufverbesserung bei und hilft ganz besonders zur Rekonvaleszenz nach Krankheiten und Operationen. Auch bei häufigen Schweißausbrüchen, die immer ein Zeichen einer nicht stabilisierten Gesundheit sind, kann Fenchel-Mischpulver heilend eingesetzt werden.

Hildegard warnt ausdrücklich davor, bei Verdauungsstörungen willkürlich Abführmittel, z. B. Glaubersalz oder Laxantien (Schwedenkräuter oder Sennesblätter), einzusetzen, wie es in der Volksmedizin üblich ist. Das kann zu schweren Herzschädigungen führen. Besonders häufig kommt es dabei zu Herzrhythmusstörungen als Folge von Mineralienverlusten. Hildegard beschreibt außerdem ausdrücklich, dass die Stoffe, die das Herz ernähren, erst am 10. Tag vom Darm aufbereitet und zur Verfügung gestellt werden. Werden diese Stoffe durch Abführ-

mittel vorzeitig entfernt, muss das Herz erkranken, wie heute häufig zu beobachten ist. Davon zu unterscheiden ist das kunstgerechte Purgieren.
Hildegard beschreibt eigene Ausleitungskekse (»Ingwer-Ausleitungskekse«), wobei nur schlechte Säfte den Organismus verlassen, gute Säfte aber zurückgehalten werden.

INDIKATION: Verstopfung, verdorbener Magen, Völlegefühl, chronischer Katarrh, Gallensteinleiden, Stoffwechselstörungen, Hypercholesterinämie

Ingwer-Ausleitungskekse

Rezept: siehe S. 33

Die Ingwer-Ausleitungskekse sind ein kompliziertes Purgiermittel, doch sie sind in der Lage, Stoffwechselstörungen bei Rheumatikern und Gicht-Patienten zu normalisieren, sogar erhöhte Cholesterinspiegel zu senken und erhöhte Serumtriglyzeride, wie man sie bei übergewichtigen Patienten findet, auszugleichen. Zusammen mit der Hildegard-Diät ist die Kur mit Ingwer-Ausleitungskeksen eine der wichtigsten Methoden, um erhöhte Blutfettwerte zu normalisieren und ernährungsbedingte Zivilisationskrankheiten wie Rheuma (oder auch Herz-Kreislauf-Erkrankungen) zu verhüten. Die Ingwer-Ausleitungskekse beseitigen nicht nur Schlacken- und Giftstoffe, sondern auch krebserregende Fäulnisstoffe aus Magen und Darm. Sie heißen mit Recht Universalheilmittel, da sie sowohl die Gesundheit erhalten als auch die Krankheit verhüten können.

Die Ingwer-Ausleitungskekse haben sich (anstelle der Rosskur mit Glaubersalz) beim Fasten gut bewährt. Hierbei werden nur die schlechten Säfte ausgeleitet, während die guten Säfte zurückbleiben. Man nimmt die Kekse morgens nüchtern im Bett und bleibt eine Zeitlang liegen, wobei man darauf achten soll, dass man sich nicht verkühlt (evtl. Ofen- oder Kaminfeuer).

Nach Hildegard ist das Einsatzgebiet dieser Kekse bei folgenden Erkrankungen angezeigt: Krankheiten des Magens und Darms (Dyspepsie, Obstipation), der Leber und Gallenblase (Gallensteine, Gallenblasenentzündung), der Milz sowie Herzerkrankungen, Kopfschmerzen, Schlaganfallgefahr, Nierenerkrankungen, Hautkrankheiten (Ekzeme, Akne, Furunkulose), Stoffwechselstörungen (Fettsucht, Gicht, Diabetes), Entzündungen und Ablagerungen in den Augen und Ohrenerkrankungen. Auch die Kranken mit Magenschmerzen können die Ausleitungskekse nehmen, weil sie die Magenschmerzen lindern und vertreiben. Hildegard empfiehlt diesen Keks vorbeugend gegen Krankheiten, die besonders in den Sommermonaten wie August auftreten (Sommerdiarrhö, Schübe von multipler Sklerose, auch Kinderlähmung).

Kräuter und Gewürze

Wichtiger als Salz und Pfeffer in der Küche ist die richtige Verwendung von Kräutern und Gewürzen, um den Darm zu reinigen und die Verdauung zu fördern. Zur Erzielung einer guten Verdauung stehen uns nach Hildegard eine Reihe von Kräutern zur Verfügung, die eine Magen-Darm-reinigende und krampfstillende Wirkung haben, wobei besonders die krampfartigen Blähungen entweder durch Aufstoßen oder durch vermehrten Abgang von »Winden« beseitigt werden. Darüber hinaus fördern die pflanzlichen Bittermittel eine gute Durchblutung der Magen-Darm-Schleimhaut, wodurch wiederum die Verdauung normalisiert wird.

Der verdauungsfördernde Dinkel-Kopfsalat gehört auf jeden Hildegard-Tisch und macht eine gute Verdauung.

Zur Vermehrung einer verdauungsfördernden Wirkung werden bei Verstopfung unter einen Kopfsalat 2–3 gehäufte Esslöffel kalte (oder warme) gekochte Dinkelganzkörner gemischt. Die »unreine Haut« mit Pickeln, Furunkeln oder Ekzemen ist meistens eine Folge einer schlechten Verdauung. Hier hilft die Melde, die man als Unkraut an allen Gärten und Zäunen finden kann. Aber auch Brunnenkresse, wie Spinat gedünstet, macht eine gute Verdauung.

Hildegard beschreibt verschiedene Minzarten, die nicht nur die Verdauung fördern, sondern ebenfalls ein gutes Gewürz abgeben. Wie zum Beispiel die Bachminze, welche nicht nur die Verdauung fördert, sondern bei übergewichtigen Leuten die Kurzatmigkeit beseitigt.
Seinen (verdorbenen) Magen kann man mit Polciminze *(Mentha pulegio)* reinigen. Bei älteren Menschen nimmt nicht selten infolge einer schlechten Verdauung die Sehstärke ab. Hier nimmt man die Poleiminze mit Essighonig verstärkt.

Poleiminze mit Essighonig

Rezept:
Man mischt 100 ml Weinessig mit dünnem, erwärmtem Honig (ebenfalls 100 ml), verdünnt es noch mit etwas Wasser und trinkt vor dem Essen 1 Likörglas dieses Essighonigs mit 2–3 Msp.

Poleiminzpulver täglich. Wird es als zu stark empfunden, gießt man diese Menge in eine Tasse mit Fencheltee und trinkt so. Die Kurdauer beträgt mehrere Wochen bzw. Monate.

Dieses Mittel kräftigt nicht nur den Magen, sondern ist auch ein vorzügliches Mittel bei Augentrübungen und verbessert durch die kräftigere Magendurchblutung auch die Durchblutung der Blase bei Harnwegsinfektionen.

Sanikel-Elixier heilt nicht nur den Magen, sondern beseitigt auch Eingeweideschmerzen:

Sanikel-Elixier

Rezept:
100 g frisches, gewaschenes Sanikelkraut mit Wurzel
2 l Wasser
300 g Honig
50 ml Süßholzsaft

Das Sanikelkraut wird mit der Wurzel klein geschnitten und mit Wasser 5 Minuten kräftig zu einem Sanikeltee ausgekocht. Zu diesem Tee gibt man Honig und Süßholzsaft, kocht dies noch mal 2 Minuten auf, filtriert es und füllt es in ein steriles Fläschchen ab. Davon nimmt man 3-mal täglich 1 Likörglas nach dem Essen.

Das Sanikel-Elixier hilft ausdrücklich bei allen Eingeweideleiden, wobei Hildegard zu den Eingeweiden alle Bauchorgane, also auch Magen, Leber, Milz, Bauchspeicheldrüse, Dünndarm, Dickdarm und sogar die Organe des Unterleibs, wie Gebärmutter und Adnexe, zusammenfasst.

7) Verstopfung (Obstipation)

Ein guter Stuhlgang ist die halbe Gesundheit. Wohlbefinden und gute Laune hängen davon ab. Daher haben wir in unseren »Küchengeheimnissen« ein ganzes Kapitel dem »Stuhlgang und guter Verdauung« gewidmet. Auch die alten Ärzte kannten schon den Satz: »Gut kuriert, wer gut purgiert.« Als Ursache für Verstopfung werden von Hildegard wiederum das Überessen, Rohkost und das Vielerlei-durcheinander-Essen genannt.

Bei Hildegard gibt es keine Dauerabführmittel; denn daraus können Organerkrankungen an Leber, Milz, Lunge und Herz entstehen.
Die richtige Hildegardische Abführkunst ist eine Kur und benützt für die spastische (verkrampfte) Obstipation die oben beschriebenen Ingwer-Ausleitungskekse. Bei atonischer Obstipation werden, wie auch in der modernen Ernährungslehre, Ballast- und Faserstoffe eingesetzt: Dinkelkörner, Dinkelschrot und Dinkelgrütze, unter Umständen verstärkt mit Dinkelkleie. Besonders bewährt hat sich dabei der Kopfsalat: mit kalten, gekochten Dinkelkörnern vermischt, zerkleinert und gebeizt mit Sonnenblumenöl, Weinessig und etwas Zucker.

Füllreize zur guten Darmpassage können durch Flohsamen (*Semen psylli*, die bis zum 40-Fachen ihres Volumens im Darm aufquellen) verstärkt werden. Leinsamen wird bei Hildegard innerlich nicht empfohlen. Seine Schleimanteile gehen in Lösung und verhindern die Resorption. Leinsamen ist ein »Räuber« von Vitaminen und Kalzium; daher sollen innerlich nur Flohsamen, die Samen von südländischen Wegericharten, Anwendung finden.

Flohsamen-Wein

Rezept: siehe S. 218

Bei der chronischen Verstopfung kann man außerdem Ballast- und Faserstoffe von Gemüse und Getreide einsetzen.
Das einfachste Mittel für Gesundheit und Verdauung sind Fencheltabletten, täglich nüchtern gegessen.

8) Durchfall (Diarrhö)

Der Durchfall kann viele Ursachen haben:

- Nervöser Durchfall durch Angst nach Schrecken (»Schiss haben«, Examensangst).
- Magenkatarrh (verdorbener Magen) mit Brechdurchfall (akute Gastroenteritis), wo alles unten und oben wieder herauskommt. Fäulnisvorgänge machen den Stuhl dünnbreiig, dunkelbraun, faulig riechend, oder Gärung führt zu hellgelben, breiigen Stühlen.
- Darmentzündungen mit fieberhaftem Verlauf, z.B. Ruhr (Dysenterie), führen zu blutigen oder reißwasserartigen Durchfällen bei Cholera; Erbsenpüree-Stühle entstehen bei Typhuskrankheiten, und Sommerdiarrhö kann die Folge von Salmonellen oder Nahrungsmittelvergiftungen oder allergischer Überempfindlichkeit (»Küchengifte«) sein.
- Entzündungen von Darm, Bauchspeicheldrüse, Blinddarm usw. können ebenfalls zu Durchfällen führen (Colitis ulcerosa, Schleimschiss, Fettstühle, Gallenblasenentzündung).
- Hinter Blut- und Schleimbeimengungen kann auch ein Mastdarmkrebs stecken.

Auf jeden Fall ist Durchfall zunächst kein Unglück, sondern eine Art Entgiftung des Darmes. Bei schwerem Durchfall sollte ein Arzt konsultiert werden. Aber gegen jeden Durchfall (Krebs ausgenommen) gibt es eine Standardbehandlung nach Hildegard:

- 1–2 Fastentage bei Fenchel-Schwarztee
- dünne Dinkelmehlsuppe, etwas gesalzen, weil die mehligen Anteile stopfen
- das Durchfall-Ei

INDIKATION: Durchfall, Blutstuhl, Ruhr, Typhus, Kolitis, Morbus Crohn

Durchfall-Ei (Mutterkümmel-Pfeffer-Eigelb)

Rezept:
6–8 Eigelb
10 g Mutterkümmel(Kreuzkümmel)pulver
3 g weißer Pfeffer

Alles mischen und in einem heißen Wasserbad schaumig rühren. Nicht stocken lassen. So dünn wie möglich auf ein Backblech mit Backpapier streichen. Im Ofen bei 100 °C 30 Minuten trocknen lassen, dann zerbröseln und in einem geschlossenen Behälter aufbewahren.

Zuerst ein kleines Stück altes Weißbrot (Dinkelbrot) essen, danach 1 EL Durchfall-Ei ohne Salz. In schweren Fällen auch 2- oder 3-mal pro Tag.

Bei gewöhnlichem Durchfall genügt ein einziges Mal, bei Sommerdiarrhö 3–4 Tage. Am längsten braucht man das Durchfall-Ei bei der oft jahrelang bestehenden Colitis ulcerosa, wo es täglich je nach seelischer Belastung zu 6–10 und mehr Stuhlgängen kommen kann. Dann muss man wochen- und monatelang geduldig täglich Durchfall-Ei ein- bis zweimal dem Kranken reichen, natürlich immer auch eine Dinkelmehlsuppe.
Besonders bewährt hat sich das Durchfall-Ei bei der Diarrhö in tropischen Ländern und sollte daher in keiner Reise-Apotheke fehlen.

Absolut verboten sind für die ganze Behandlungsdauer:

- Milch und sämtliche Milchprodukte wie Käse, Quark, Sahne (Butter in beschränkter Menge)
- Schwarzbrot, Gersten- und Mehrfruchtbrote, Grobschrotbrote, frisches Hefegebäck
- Wasser, Mineralwasser
- alles Kalte
- alles Geröstete und Gebratene, Pikantes (Senf, Paprika)
- Rohkost, Salate, rohes Obst
- grobes Gemüse, namentlich Lauch (Porree) und Gurken; Kartoffelbrei
- Rind- und Ochsenfleisch, Konserven, Wurstwaren(!)
- Zucker, Zuckerwaren, Marmeladen (Konfitüren)

Erlaubt ab dem 3. Tag der Erkrankung oder überhaupt bei Neigung zu dünnen Stuhlgängen sind:
Weißbrot, altes Hefegebäck, Zwieback, Dinkelgrieß, Dinkelmehl und das daraus Zubereitete (z. B. Spätzle, Klöße, Nudeln); (gewärmter) Wein (Rotwein ist manchmal noch besser), Huhn

und Hühnerbrühe, später gekochtes Apfelkompott (nicht Apfelmus), nicht ganz frischer Apfelkuchen (schwach süß), gedünstetes Kalbfleisch und Leber, gekochte Himbeeren, Kirschen, Brombeeren.

Fäulnisgase sind immer ein Zeichen einer gestörten Darmflora. Daher muss zunächst eine Stuhlanalyse durchgeführt werden, um dann gezielt eine Darmsanierung mit Bärwurz-Birnen-Honig und den entsprechenden lebendigen Darmkeimen vorzunehmen (siehe auch S. 62 ff.).
Eine Colitis ulcerosa (Dickdarmentzündung) oder ein Morbus Crohn (Dünndarmentzündung) erfordert viel Geduld bei Patient und Therapeut. Nach dem oben beschriebenen Schema sind aber bei Hunderten von sogenannten unheilbaren Fällen echte Heilungen vorgenommen worden. Man muss wochen- und monatelang das Durchfall-Ei ein- oder zweimal täglich einsetzen, immer vorher etwas Dinkelweißbrot essen und eine strenge Dinkeldiät einhalten. Bei Morbus Crohn kann man zusätzlich zu Dinkeldiät und Durchfall-Ei Hirschleber (z. B. Hirschleber-Dinkelknödel) essen und wöchentlich einmal Pappelbäder nehmen.

Anwendung:
Ca. 1 kg Pappelblätter, -zweige und -rinde vorher mit Wasser kräftig auskochen und ein Vollbad bei 38 °C für ca. 20 Minuten 1-mal wöchentlich nehmen.

Endgültige Ausheilung ist oft nur mit Hilfe einer gründlichen Psychotherapie möglich, weil die Magen-Darm-Leiden in aller Regel eine seelische Ursache haben.

9) Innere Blutungen, Blut im Stuhl

Blutverlust ist immer ein dramatisches Ereignis, wobei man zwischen hellem (vom Enddarm oder von Polypen oder Hämorrhoiden) und okkultem Blut (Polypen, Darmkrebs, Magen-Darm-Geschwüre) unterscheiden muss. Auch verschiedene Medikamente wie Aspirin oder Rheumaschmerzmittel (Diclofenac, Voltaren) können Schleimhautblutungen hervorrufen.

Nachdem Hildegard den blutigen Stuhlgang in ihrem Lehrbuch beschrieben hat, kommt sie auf die inneren Blutungen zu sprechen, die sich in den Gedärmen und Eingeweiden im weitesten Sinne ereignen können und sich der Verdauung, d. h. dem Stuhlgang und dem Harn, beimischen. Zweifelsohne sind darunter auch die sogenannten okkulten, d.h. fast unsichtbaren Blutbeimischungen zum Stuhl gemeint, die heute fast jeder Arzt mit einfachen Methoden im Stuhl nachweisen kann (Haemoccult-Test).
Das einfachste Mittel, um Blutungen zum Stillstand zu bringen, ist die sogenannte Bohnensuppe ohne Bohnen, wobei Bohnen einfach abgekocht werden und nur das Bohnenwasser mit einem Schuss Öl getrunken wird.

Ebenfalls im Lehrbuch finden wir eine regelrechte Kur gegen starke Blutungen mit Brombeerwein, Honigkuchen-Keksen und einer Diät. Spontane Blutungen aus dem Darm und den Harnwegen haben die gleiche Ursache und erfordern die gleiche Kur.

Brombeer-Wein

Rezept:
25 ml Brombeersaft aus Beeren oder Kraut
50 ml Tormentill-Urtinktur auf
250 ml Wein

Davon 1 Likörglas während und nach dem Essen täglich, bis die Blutungen aufhören.

INDIKATION: Blutungen der Eingeweide und Gedärme, Blut im Urin, Polypen (mit Diät bei Blutungen)

Blutbrechen bei Magengeschwüren bzw. aufbrechenden Magengeschwüren oder aber bei der Lungentuberkulose wird nach Hildegard mit der Salbeiwein-Suppe behandelt. Sowohl der giftige Eiter als auch die tuberkulöse Herdbildung werden ziemlich genau beschrieben, wie auch das Bluthusten, das immer bei der offenen Tbc auftritt. Zur Behandlung von Hämorrhoidalblutungen oder ganz allgemein bei Hämorrhoiden oder zur Entlastung von Krampfadern hat sich die Bachbunge *(Veronica beccabunga L.)* bewährt, die man entweder als Urtinktur ins Essen geben (40 Tropfen ins heiße Essen), oder man kann – wenn man sie findet – auch die frische Bachbunge wie Spinat zubereiten.

Speiseplan bei Durchfallleiden

Montag:
morgens: Dinkelmehl-Quendel-Suppe oder Dinkelgrießmus
mittags: Dinkelmehlsuppe und Dinkelnudeln mit grünem Salat
abends: helle Dinkelgrießsuppe, helles Dinkelbrot

Dienstag:
morgens: Dinkelgrießmus, Fencheltee
mittags: Dinkelgrießsuppe mit Gemüsestreifen, Fenchelgemüse mit hellen Dinkelnudeln, grüner Salat, Bratapfel
abends: Rote-Bete-Salat mit Dinkelweißbrot, vegetarischer Brotaufstrich

Mittwoch:
morgens: Dinkelgrießmus, Fencheltee
mittags: Maronisuppe, Dinkelnudel-Gemüse-Auflauf, grüner Salat, Quittenmus
abends: helle Dinkelmaultaschensuppe mit Spinatfüllung

Donnerstag:
morgens: Dinkelgrießmus, Fencheltee
mittags: Kürbissuppe, Rote-Bete-Gemüse mit Quendelsauce, Kichererbsen, grüner Salat, Apfelkompott
abends: warme Suppe, Geflügelsalat (mit Gemüse), Kräuterquark, Dinkelweißbrot

Freitag:
morgens: Dinkelgrießmus, Fencheltee
mittags: Gemüsesuppe, gedünsteter Seelachs in Weinsauce mit Dinkelnudeln und Karottengemüse, grüner Salat, glasierte Maroni
abends: Dinkelweißbrot mit vegetarischem Brotaufstrich

Speiseplan bei Verstopfung

Montag:
morgens: Dinkelvollkorn-Habermus, Dinkelkaffee
mittags: Dinkelschrotsuppe, Dinkelkörner mit grünem Salat
abends: Dinkelvollkorngrießsuppe, Dinkelvollkornbrot

Dienstag:
morgens: Dinkelvollkorn-Habermus, Dinkelkaffee
mittags: Dinkelschrotsuppe mit Gemüse, Fenchelgemüse mit Dinkelkörnern, grüner Salat, Bratapfel
abends: Rote-Bete-Salat mit Dinkelvollkornbrot, Hüttenkäse

Mittwoch:
morgens: Dinkelvollkorn-Habermus, Dinkelkaffee
mittags: Maronisuppe, Dinkelkörner-Gemüse-Auflauf, Dinkel-Kopfsalat, Quittenmus
abends: Dinkelvollkornmaultaschensuppe mit Spinatfüllung

Donnerstag:
morgens: Dinkelvollkorn-Habermus, Dinkelkaffee
mittags: Kürbissuppe, Rote-Bete-Gemüse mit Quendelsauce, Kichererbsen, Dinkel-Kopfsalat, Apfelkompott
abends: warme Suppe, Geflügelsalat (mit Gemüse), Kräuterquark, Dinkelvollkornbrot

Freitag:
morgens: Dinkelvollkorn-Habermus, Dinkelkaffee
mittags: Gemüsesuppe, gedünstetes Seelachsfilet in Weinsauce mit Dinkelreis und Karottengemüse, Dinkel-Kopfsalat, glasierte Maroni
abends: Dinkelvollkornbrot mit vegetarischem Brotaufstrich

10. Heilung von innen heraus

Vorbeugen und Behandeln von Krebs nach der Hildegard-Medizin

Der Krebs ist kein lokales Geschehen, das man mit Operation, Chemotherapie und Bestrahlung beseitigen kann, sondern ein ganzheitlicher Prozess, der den ganzen Menschen in seiner leiblich-seelischen Existenz ergreift. Fast jeder Krebspatient kann sich an den schockartigen Schicksalsschlag erinnern, durch den er aus seiner früheren Bahn geworfen wurde, an dem die Krebskrankheit ihren Anfang nahm. Der Krebsforscher Dr. med. Ryke Geerhad-Hamer spricht von einem allerschwersten, hochakut-dramatischen Konflikt-Erlebnisschock, der gleichzeitig auf allen drei Ebenen, in der Psyche, im Gehirn und am Organ, wirkt. Der eigentliche Tumor steht am Ende eines langen Geschehens, deutbar als das sichtbar gewordene Symbol für den Konfliktknoten, z. B. als:

- Brocken, den der Krebspatient bisher nicht verdauen konnte: Magen-Darm- und Bauchspeicheldrüsenkrebs
- Schiffbruch in seiner Existenz, wo ihm der Boden unter den Füßen weggezogen wurde: Nieren- und Blasenkrebs
- Tag, an dem seine oder ihre Liebe verlorengegangen ist (Partnerverlust, Ehebruch): Brustkrebs, Gebärmutterhalskrebs

Es gibt so viele Schicksalsschläge, wie es Menschen gibt, aber alle lassen sich in ein Gesamtschema von 35 Schwachstellen, Risikofaktoren, Belastungen, Konflikten und Problemen zusammenfassen, wie sie Hildegard in ihrem psychotherapeutischen Buch *Liber Vitae Meritorum* beschrieben hat.

Der Krebs wird nach unserer Erfahrung besonders von einer angstbetonten Persönlichkeit gefördert mit chronischer Hoffnungslosigkeit oder Verzweiflung, mit Sinnleere oder Depression, die in Weltschmerz oder pessimistischer Endschau enden kann. Die Hoffnungslosigkeit tötet im Menschen alle körperlichen und seelischen Heilkräfte. Daher gehört zur Basistherapie ein ausführliches Gespräch, das in der Lage ist, das seelische Abwehrsystem des Patienten zu stärken. Denn nach Hildegard steckt hinter jedem Laster eine Tugend, eine Heilkraft, die auch wieder aus dem tiefen Tal herausführen kann. So gesehen kann die Krebskrankheit auch als ein sinnvolles Geschehen gesehen werden, wenn es dazu führt, seine Konflikte nicht zu verdrängen oder vor sich herzuschieben, und wenn es gelingt, mit der Heilung auf eine höhere Stufe der Erkenntnis zu gelangen. Wird diese Körpersprache nicht gelesen, werden die Haltesignale überfahren, die Grenzen überschritten, die Probleme nicht gelöst, kann das Leben zur Hölle werden und der Krebs ungehindert von positiver innerer Gegenwehr seinen schleichenden, tödlichen Verlauf nehmen. Der Krebs kann dann – so gesehen – eine Möglichkeit sein, um eine verfahrene Situation zu einem Ende zu bringen, ja sogar zu einem tödlichen Ende, um einer noch größeren Katastrophe zu entfliehen.

1. Die Präkanzerose oder die Vichtkrankheit

Jeder Mensch bildet im Verlauf der Zellerneuerung Tumorzellen, die von einem starken Immunsystem unter Kontrolle gehalten werden. Diese Tumorzellen sind nötig, um das Immunsystem und seine ganze Mannschaft zu trainieren und die Zellabwehr in Schwung zu halten. Erst wenn das Immunsystem durch einen schockartigen Schicksalsschlag zusammenbricht, können sich die Tumorzellen unkontrolliert vermehren, und das Tumorgeschehen nimmt seinen Lauf.

Bereits vor 850 Jahren sah und beschrieb Hildegard von Bingen Ursache, Verlauf und Behandlung einer solchen Krankheit, nannte seelisch-auslösende Ursachen, wie sie sich bis in den molekularbiologischen Bereich hinein auswirken, und gab uns Heilmittel und Behandlungsmethoden an, um die Krebskrankheit zu behandeln und zu verhüten, besonders wenn man sie früh genug in den Zeiten der sogenannten Präkanzerose oder Vichtkrankheit entdeckt.

Hier, in dieser frühen Phase, liegt der Schlüssel zur möglichen Verhütung von Krebs, der im Endstadium der Krebsgeschwulst meist nur sehr schwer unter großem Verlust an Lebensqualität infolge von Radikaloperation, zellschädigender Bestrahlung und giftiger Chemotherapie behandelt wird. Hildegard beschreibt sogar die Frühwarnsignale der Präkanzerose:

1. Herzschmerzen, Herzschwäche, Herzbeschwerden ohne eigenen organischen Befund
2. Magen-Darm-Beschwerden (Blähungen, Aufstoßen, Sodbrennen, Schluckauf, Zwicken im Bauch)
3. rheumatoide Schmerzen, ständige Erkältungsanfälligkeit,

hin und her ziehende Schmerzen im ganzen Körper, Koliken, Hexenschuss und Ischialgie, zudem Müdigkeit und Angstzustände

Sind alle drei Frühwarnsignale vorhanden, befindet sich der Patient wahrscheinlich auf dem Weg in die Krebskrankheit. Werden die Frühwarnsignale ignoriert, kann es nach dem sogenannten »Krebssprung« zur fatalen Krebskrankheit und Geschwulstbildung kommen.
Die Präkanzerose wird von einer Art Krebsvirus ausgelöst. Hildegard beschreibt seine Reifung, das Aufplatzen und den Krebssprung sowie seine Streuung durch den ganzen Körper. Der Prozess findet im Zellkern statt, in dem die Zellvermehrung gesteuert wird und die Arbeitsteilung der Zellen beginnt, also ob z. B. eine Nervenzelle oder eine Leberzelle entstehen soll. Wie die beiden Nobelpreisträger James Dewey Watson und Francis Harry Crick 1962 beschrieben haben, wird diese Steuerung durch die DNS (Desoxyribonukleinsäure) übernommen. Sie hat die Form einer Doppelhelix und sieht aus wie eine Wendeltreppe, wobei die Stufen die beiden Stränge zusammenhalten. Die DNS-Doppelhelix ist in den Genen enthalten und enthält den genetischen Code, das eigentliche Erbgut, das für den Bau und die Entwicklung der Zelle verantwortlich ist. Tausende von Genen sitzen auf den Chromosomen im Zellkern, wobei jede menschliche Zelle 46 paarweise angeordnete Chromosomen enthält. Zur Zellvermehrung trennen sich die beiden Stränge, und aus dem angebotenen Baumaterial der Zelle bildet jeder Einzelstrang für sich eine neue Doppelhelix, die mit der ursprünglichen Doppelhelix ganz genau identisch ist. Hildegard beschreibt nun – so können wir es deuten –, wie dieser natürliche Zellvermehrungsprozess durch die DNS-Krebsviren gestört werden kann, wobei durch die Gift- und Fäulnisstoffe

(Eiweißtoxine) ein falsches Baumaterial in die Doppelhelix eingebaut wird. Sie beschreibt sogar, wie sich die Doppelhelix aufrollt und wieder zusammenzieht und ganz gefährliche Krebsviren aus den DNS-Kugeln im Zellkern heraussprudeln. Das sind die von Hildegard erkannten Krebsviren, die sie bösartige winzige Lebewesen (»gracillini vermiculi« = allerkleinste Viren) nennt.

Säfteverdrehung

Besonders anfällig für Krebserkrankungen sind in dieser Sicht entweder zu dicke oder zu dünne Menschen mit einer Störung des Gesamtstoffwechsels und einem Überschuss an schlechten Säften. Diese Störung nennt man heute Dyskrasie. Durch die Erkenntnis der modernen Medizin über die Stoffwechselentgleisungen, die Störungen der Hormonregulation, die Immunschwäche sowie die Störungen der Blutbildung und -zusammensetzung ist die Dyskrasie als Erklärung schwerer innerer Erkrankungen wieder ganz modern geworden.

Hildegard nennt sogar die fünf Organe, die durch einen gestörten Stoffwechsel Gift- und Fäulnisstoffe bilden und den Krebs auslösen können. Es sind dies Eiweißtoxine, die von Herz, Leber, Lunge, Magen und Eingeweiden abgegeben werden.

Erkennung und Nachweis der Präkanzerose

Entscheidend für eine Verhütung der Krebskrankheit ist die frühzeitige Erkennung von Frühformen, die man bereits im Urin sichtbar machen kann. Schon Jahre bevor die heutigen medizinischen Früherkennungsmethoden Anzeichen für eine

Krebserkrankung finden, kann man im Harnsediment erstaunliche Phänomene unter dem Mikroskop beobachten. Nach Anfärbung oder in der Phasenkontrastmikroskopie sieht man in der Zeit der Präkanzerose zahlreiche granulierende und phagozytierende Zellen, die als Leukozyten identifiziert wurden und das Fortschreiten der Erkrankung anzeigen können.
Im ersten Stadium der Präkanzerose kann man vereinzelte phagozytierende Zellen sehen, die größer als normale Leukozyten sind und eine geschlossene, gut begrenzte Zellform aufweisen. Wir nennen sie Leukozyten im Stadium I.
Im zweiten Stadium kann man zahlreiche Zellen beobachten, in denen der Zellkern geplatzt und die Zellwand noch intakt ist, wobei der Kern granuliert. Sie werden von uns als kalbende Leukozyten bezeichnet: Leukozyten im Stadium II.
Im dritten Stadium ist die Zellwand geplatzt, und kleine kugelige Blasen hängen wie ein Morgenstern an der Zelle. Wir nennen diese Zellen explodierte Leukozyten und dieses Stadium den »Krebssprung«, wobei jetzt die Präkanzerose in die Krebskrankheit übergehen kann.

Behandlung der Präkanzerose

Die Präkanzerose ist eine Allgemeinerkrankung, die den ganzen Organismus betrifft. Eine vernünftige Behandlung muss darauf achten, den ganzen Menschen zu erfassen. Dazu haben wir durch Hildegard einige ganz gezielte Behandlungsmöglichkeiten, die den Patienten helfen, die Krebskrankheit zu verhüten oder zumindest zum Stillstand zu bringen.
Die Behandlung der Präkanzerose beginnt mit einer konsequenten Entfernung aller chronischen Entzündungsherde. Dazu gehören Zahnherde, chronische Mandelentzündungen,

chronische Nebenhöhlenentzündungen, Gallenblasen-, Nierenbecken- und Blasenentzündungen. Neben den gezielten Organheilmitteln aus der »Großen Hildegard-Therapie« hilft in all diesen Fällen ein kunstgerecht ausgeführter Hildegardischer Aderlass. Er verbessert nicht nur die Gesamtstoffwechsellage, sondern stimuliert die Selbstheilungseigenschaften des Körpers, die insbesondere durch Schwarzgalle und schlechte, krank machende Säfte *(noxi, mali, infirmi humores)* blockiert waren.
Der Aderlass hat folgende tief heilende Eigenschaften:

- entzündungshemmend (antiphlogistisch)
- krampfstillend (spasmolytisch)
- stoffwechselverbessernd (antidyskratisch)
- »blutreinigend« (Entfernung des Gallenfarbstoffes)

und hat besonders in Fällen schwerer chronischer Krankheiten eine Heilung herbeigeführt, wo die moderne Schulmedizin versagt hat.
Nach dem Aderlass wird das Wasserlinsenelixier eingesetzt; erst jetzt, nach der Entgiftung, hat es die volle Wirkung. Das Wasserlinsenelixier ist schwierig herzustellen und erfordert, richtig zubereitet, große galenische Geschicklichkeit. Es gibt es aber fertig zu kaufen. Es ist SEHR wichtig, dass der Honig-Wein-Extrakt aus Salbeiblättern, Fenchel, Rainfarnkraut, weißem Pfeffer, Wasserlinsen, Blutwurz, Ackersenf, Labkraut, Ingwer und Zimt hergestellt wird.

Anwendung:
Täglich 1 Likörglas (20 ml) vor dem Frühstück und 1 Likörglas vor dem Schlafengehen. Also das Erste und das Letzte soll das Wasserlinsenelixier sein.

Die Wasserlinse ist eine echte Alternative zur Antibiotika-Behandlung, da sie ganz unspezifisch das Immunsystem stärkt und die körpereigene Abwehr anregt.

Diätetische Mittel

Die Dinkeldiät ist die Grundvoraussetzung für die Ausheilung und Entgiftung von Präkanzerose und Krebs. Durch die ständige Dinkelkost (3-mal täglich in irgendeiner Form) wird die Gesundheit des Patienten gestärkt und verbessert, so dass allein schon durch sie das Leiden gelindert oder – wie in vielen Fällen bereits geschehen – sogar zum Verschwinden gebracht werden kann.
Selbstverständlich sollen Krebspatienten Rohkost und »Küchengifte« meiden. Kürzlich wurde vom israelischen Weizman-Forschungsinstitut festgestellt, dass Ziegenleber wertvolle Krebshemmstoffe enthält. Beim Fleisch und der Milch von Ziegen handelt es sich um eine ausgesprochene Heilkost. Auch Hildegard lobt das Ziegenfleisch und die Ziegenleber als Heilmittel.

2. Krebs – aber dennoch kein hoffnungsloser Fall

Obwohl noch immer für viele Menschen die Diagnose Krebs gleichbedeutend mit einem Todesurteil ist, gibt es aus der Sicht der Hildegard-Heilkunde für alle Patienten trotz alledem immer noch Hilfen und Hoffnung. Aus ganzheitlicher Sicht sollte man z. B. die Ernährung auf Dinkel, Obst und Gemüse umstellen, den Körper von den Giften des Tumorstoffwechsels durch

Aderlass entgiften und durch die Hildegardische Psychotherapie seelische Heilkräfte zu Hilfe nehmen, die besonders im Finalstadium die Reise in die Ewigkeit erleichtern. Wer in dieser Situation nicht ein gewaltiges Urvertrauen empfindet, wie es Hildegard mit der Kraft des »Gemitus ad Deum« (des Seufzens zu Gott, des Gottvertrauens und der Sehnsucht zu Gott) beschreibt, ist in der Tat hoffnungslos. Das Gefühl, vollkommen in Gottes Hand zu sein, überwindet die Angst und setzt die Kräfte frei, die nötig sind, um möglicherweise das Krebsleiden von innen heraus durch die eigene Immunkraft zu überwinden.

Aus schulmedizinischer Sicht klingen die Statistiken nicht ermutigend. Jeder vierte Mensch in Deutschland stirbt heute an Krebs. Jährlich erkranken ca. 400 000 Personen an Krebs, davon sterben jährlich rund 200 000 trotz radikaler schulmedizinischer Behandlung mit Operationen, Bestrahlung und Chemotherapie. Nach fünf Jahren leben nur noch 20 % aller behandelten Krebspatienten – wahrlich eine nicht gerade ermutigende Statistik. Die heutigen Vorsorgeuntersuchungen erkennen den Krebs erst im ausgebildeten Endstadium, wenn zwei Drittel des malignen Geschehens und des Vorstadiums abgelaufen sind.

Ursache und Behandlung von Krebskrankheiten

Hildegard beschreibt den Krebs als eine der 24 Grunderkrankungen, wobei durch die Störung der vier Lebenselemente Feuer, Luft, Wasser und Erde die gesamte Ordnung des menschlichen Lebens tiefgreifend gestört und fehlgesteuert wird. Zu den auslösenden Hauptursachen zählen nach Hildegard Fehlentscheidungen in der Lebensführung, der Diätetik (»Küchengifte«- und Rohkost-Verbot) oder auch Umwelteinflüsse, die sie als Noxen beschreibt. Krebsauslösende Stoffe in den Lebensmitteln, in der Luft und im Trinkwasser haben zu einer weiteren Zunahme der Krebserkrankungen geführt. Das Resultat des gestörten Säfte- und Stoffwechselgleichgewichtes ist eine fehlgesteuerte Eiweißsynthese im Körper. Die Krebszellen wachsen unkontrolliert und verdrängen das gesunde Wachstum. Bösartige Zellen produzieren massenhaft ihr eigenes Eiweiß, so dass der ganze Körper anschwillt und vergiftet wird. Als Vorzeichen der Krebskrankheit beschreibt Hildegard Aufstoßen und Schluckauf.

Die von Hildegard bereits vor über 800 Jahren gegebene Erklärung der Ursachen und des Verlaufes der Krebskrankheit wird heute Schritt für Schritt von den neuesten Erkenntnissen der Biochemie bestätigt. Der von uns zur Früherkennung der Präkanzerose herangezogene Urintest soll so z. B. in naher Zukunft als Test zur Erkennung von Frühstadien der Krebserkrankung auch in der Schulmedizin herangezogen werden. Ein amerikanischer Krebsforscher, Dr. Judah Folkman von der Medical School der Harvard University in Boston, entdeckte, dass im Urin Krebskranker erhöhte Mengen bestimmter Krebs anzeigender Eiweiße zu finden sind, wobei diese Krebseiweiße als Fibroblasten-Wachstumsfaktoren FGF (Fibroblast Growth Factor) erkannt wurden. Diese Wachstumsfaktoren verursachen die Bildung von Blutgefäßen, die die wachsenden Tumorzellen mit Blut und Nährstoffen versorgen. Mit wachsender Krebsmasse erhöhen sich auch die Proteinspiegel. Man konnte sogar spezielle Proteine entdecken, die entweder nur für Brustkrebs, Darmkrebs, Knochen- oder Prostatakrebs verantwortlich waren.

1) Ein operabler Tumor sollte prinzipiell entfernt werden – darüber sind sich alle einig –, wenn man keinen Kunstfehler machen will. Jeder operative Einschnitt in die ausgebrochene Krebsgeschwulst birgt aber auch die Gefahr der Metastasenbildung, so dass die Krebsviren nun erst recht wild werden. Die meisten Metastasen entstehen bei der Erstoperation. Vier von fünf Krebspatienten sterben an Metastasen, nicht am Ersttumor. Die ungeschützte Probe-Exzision bzw. Krebsoperation ist ein Kunstfehler. Ich empfehle allen meinen Patienten, eine Operation nur unter Schafgarbenschutz durchführen zu lassen.

Anwendung:
Schon 3 Tage vor der Operation täglich 3 Msp. Schafgarbenpulver in warmem Wein oder in Fencheltee. Auch nach der Operation die gleiche Menge täglich noch 8 Tage lang.

Dadurch gibt es eine gute Wundheilung ohne Infektion. Die Wunden heilen nach der Krebsoperation sehr schön glatt und schnell. Auch zum Schutz vor Strahlenschäden des gesunden Gewebes soll die Schafgarben-Behandlung angewendet werden. Das Schafgarbenkraut ist Hildegards bester Schutz vor Wundinfektionen und kann auch äußerlich angewendet werden.

»Wenn ein Mensch durch Schlag verletzt wird, wäscht man die Wunde mit Wein, kocht Schafgarbe in Wasser, seiht das Wasser ab und legt die warme Schafgarbe auf ein Leinentuch und bindet sie wie eine Kompresse auf die Wunde. So nimmt die Schafgarbe der Wunde den Eiter und die Fäulnis, d. h. das Geschwür, und die Wunde heilt. Aber nachdem die Wunde zu heilen beginnt und sich zusammenzieht, soll man Schafgarbe ohne Tuch direkt auf die Wunde binden, und sie wird glatt und vollkommen geheilt.«

2) Immunstimulation durch Wasserlinsen-Elixier
Nach jeder Tumoroperation oder zur Behandlung von Krebs sollte das Wasserlinsen-Elixier (siehe S. 142) eingesetzt werden, wodurch die »Säfte [der Stoffwechsel] gereinigt« und das Abwehrsystem gestärkt werden. Bewährt hat sich eine jährliche Kur ohne Unterbrechung von 1 Likörglas (20 ml) vor dem Frühstück und vor dem Schlafengehen.

3) Hildegardischer Aderlass (mindestens 1- bis 2-mal jährlich)
Zur Krebsbehandlung gehört eine konsequente Entfernung aller Giftstoffe des Krebsstoffwechsels sowie aller chronischen Entzündungs- und Infektionsherde. Dazu gehören Zahnherde, chronische Mandelentzündung, chronische Nebenhöhlenentzündung, Gallenblasen-, Nieren- und Blasenentzündungen. Neben den gezielten großen Organ-Heilmitteln hilft in allen Fällen der Aderlass nach den Regeln der Hildegard-Heilkunde. Dadurch werden die Giftstoffe im Körper, insbesondere Schwarzgalle und schlechte, krank machende Säfte *(noxi, mali, infirmi humores),* entfernt und Hormone sowie Abwehrkräfte angeregt.
Die Hildegardische Analyse des Aderlass-Blutes erlaubt eine gute Prognose über die Bösartigkeit der Krankheit und die Heilungsaussichten, und sie gibt insbesondere Hinweise auf Herdgeschehen (Entzündungszeichen), Stimmungs- und Stresslage (Schwarzgalle) sowie Ernährungslage (Stoffwechselstörungen).

Begleitend hat sich die Hildegard-Dinkeldiät bewährt, unter Weglassen von »Küchengiften«, tierischem Eiweiß und Nachtschattengewächsen (Kartoffeln, Tomaten und Paprika).

4) Weitere Heilmittel aus der Antikrebstherapie

Hildegard widmet der Entstehung und Behandlung von Brustkrebs ein eigenes Kapitel, wobei sie das Wort Tumor (Krebsgeschwulst) verwendet. Ein Überfluss sowohl guter wie schlechter Säfte *(boni et mali humores)* kann das Wachstum auslösen und zu Schwellungen in der Brust führen.

Für harmlose Bindegewebszysten von der Art einer Mastopathie (Vorkrebsform) empfiehlt Hildegard Veilchencreme, die auch in vielen Fällen die Bindegewebeknoten zum Verschwinden gebracht hat. Hildegard geht so weit, dass sie die Geschwüre zur Reife kommen lässt. Die heutige Hildegard-Medizin empfiehlt aber grundsätzlich, die Tumore unter Schafgarbenschutz und möglichst großer Schonung, d. h. unter Erhaltung der Brust und der Lymphe, operieren zu lassen und dann mit Wasserlinsenelixier und Veilchencreme nachzubehandeln, um Rezidive zu verhindern.

Veilchencreme

Rezept:
20 ml Veilchensaft
10 ml Olivenöl
20 g Ziegenfett
5 Tropfen Rosenöl

Alle Zutaten vorsichtig zum Sieden bringen, wässrige Schicht abtrennen und zu Salbe verarbeiten.

Zur Verhinderung von Metastasenbildung nach Brustoperationen reibt man die Operationsnarbe zentripetal damit ein und streicht sie zum Lymphgefäß aus.

Die Veilchencreme hat sich auch bei der Behandlung von Ovarialzysten in der gynäkologischen Praxis bestens bewährt. Sie wird auf dem Unterbauch einmassiert. Die Zysten haben sich unter der Kontrolle von Ultraschall innerhalb von 2–3 Wochen verkleinert oder sind teilweise ganz verschwunden.

Gundelreben-Elixier

Speziell bei Lungenleiden mit Bronchialkrebs empfiehlt Hildegard ein Mittel aus Gundelreben.

Rezept:
50 g Gundelrebenblätter
60 g Basilikumblätter
80 g Feldkümmel
2 l Wasser

Alles miteinander aufkochen. Dann

30 g Muskatnusspulver
10 g Galgantpulver
60 g Birnenmistelpulver
4 l Weißwein

hinzugeben und alles miteinander 5 Minuten aufkochen, 600 g Honig hinzufügen und nochmals 5 Minuten aufkochen. 3-mal täglich 1 Likörglas (20 ml) vor und 2 Likörgläser (40 ml) nach dem Essen trinken.

Zur Schmerzbehandlung bei Knochenmetastasen wie bei Tumorschmerzen hat sich die Amethyst-Sauna bewährt.

Anwendung:
Der Amethyst wird 5 Tage und 5 Nächte in Wasser gelegt. Anschließend wird dieses Wasser aufgekocht und der Amethyst für eine Weile über den Wasserdampf gehalten, so dass das Kondenswasser in den Topf herabtropfen kann. Danach den Stein nochmals für 1 Stunde in das gleiche Wasser legen. Dieses Amethyst-Wasser wird tropfenweise auf den Saunasteinen verdampft und inhaliert.

Durch die Behandlung können die durch die Metastasierung auftretenden Knochenschmerzen beseitigt werden. Es kommt wieder zu einer Mobilisation, und das Krebsleiden wird dadurch erträglicher. Nach 5 Wochen kann man die Amethyst-Sauna wiederholen.

INDIKATION: Haarausfall durch Chemotherapie oder Hormonregulationsstörungen

Pflaumenholzasche (Haarwasser)

Durch die Chemotherapie wird meistens ein starker Haarausfall ausgelöst. Er kann durch die vorbeugende Anwendung der Pflaumenholzasche verhindert werden, bzw. die Haare werden wieder zu neuem Wachstum angeregt. Wenn die Haarwurzeln bereits zerstört sind, ist allerdings ein Haarwachstum nicht mehr möglich.

Aus der Rinde und den Blättern des Pflaumenbaumes wird eine Asche bereitet. 1 EL dieser Asche in 500 ml Wasser aufnehmen und filtrieren, um eine alkalische Lauge zu erhalten. Sie wird noch 1:1 mit Wasser verdünnt.

Anwendung:
Nach dem Haarewaschen massiert man sich mit dieser Aschenlauge den Haarboden ein. Nicht nachspülen, nur trocknen. Man wiederholt das 2- bis 3-mal in der Woche. Die Ergebnisse bei richtiger Anwendung, die bis zu 2 Monaten dauern kann, sind sehr gut.

Ernährungstherapie gegen Krebs

Die Hildegard-Küche auf der Basis von Dinkel, Obst und Gemüse ist nach wie vor nicht nur der beste vorbeugende Schutz gegen Krebs, sondern auch nach Krebsausbruch die beste Antikrebsdiät. In glänzender Übereinstimmung beweisen zahllose Ernährungsstudien, dass in Vollkorn, Obst und Gemüse nicht nur wertvolle Ballaststoffe, Vitamine und Mineralien, sondern auch viele krebshemmende Stoffe enthalten sind. Professor Weuffen von der Universität Greifswald hat 1989 als Erster in Dinkel, Obst und Gemüse einen neuen Wirkstoff (Rhodanid = Thiocyanat) entdeckt, der nicht nur das Abwehrsystem, sondern auch die Blutbildung und das Wachstum aller guten im Wachstum befindlichen Zellen anregt. Darüber hinaus hat der Wirkstoff antiinfektiöse, antivirale und antiallergische Eigenschaften.

Bereits im Jahre 1980 sind vom amerikanischen National Cancer Institute die Zusammenhänge von Ernährung und Krebshäufigkeit in großen epidemiologischen Studien untersucht worden. Das Institut kommt dabei nach langen Untersuchungen zu folgendem Ergebnis:

- höheres Krebsrisiko bei Überernährung bzw. Übergewicht
- Beziehungen zwischen hohem Fettkonsum (Fleisch, fetter Käse, viele Eier) und der Häufigkeit von Mamma-, Kolon- und Prostatakarzinom
- höheres Krebsrisiko bei höherem Alkoholkonsum
- Hinweise eines höheren Krebsrisikos bei Mangel an frischem Obst, Gemüse und Getreideprodukten

1990 hat dasselbe Institut ein großes Programm zur Erforschung der sogenannten Phytochemikalien durchgeführt, bei dem verschiedene Getreidearten sowie Obst und Gemüse auf Inhaltsstoffe untersucht wurden, die in der Lage sind, das Tumorwachstum zu behindern, zu hemmen, ja sogar krebserregende Stoffe aus den Körperzellen zu beseitigen und das Krebswachstum aufzuhalten.
Wenn z. B. krebserregende Stoffe in eine Körperzelle gelangen, können sie im Zellkern das Erbgut verändern und die Zellen zu bösartigem Wachstum umprogrammieren. Aus Gemüse, Obst und Getreidearten gelangen ebenfalls Eiweißstoffe in die Zellen, die in der Lage sind, die Krebsauslöser wieder aus den Zellen herauszutransportieren.

Zusammenfassend lässt sich also sagen, dass durch die neuesten Forschungsergebnisse Hildegards Antikrebstherapie und besonders die Antikrebskost mit Dinkel, Obst und Gemüse eine solide Bestätigung findet.

Speiseplan für Krebspatienten

Montag:
Maronisuppe, Gemüseplatte (Rote Bete, Fenchel, Zucchini), Kräutersauce, Kichererbsenpüree, grüner Salat mit Dinkelkörnern, Rote Grütze
abends: Dinkelgrießsuppe mit Gemüsestreifen, Maroniaufstrich pikant, Dinkelbrot, Butter, Hüttenkäse, Dinkelsalat, Fencheltee

Dienstag:
Rote-Bete-Suppe, Rehleber mit Dinkelspätzle, grüner Salat mit Dinkelkörnern, Bratapfel
abends: Suppe, mariniertes Gemüse, Bohnenkernsalat, Dinkelbrot, Butter

Mittwoch:
Spinatcremesuppe, Kichererbsenbratlinge mit Mandel- oder Galgantsauce, grüner Salat mit Dinkelkörnern, Maronicreme
abends: Suppe, Hühnerleber-Aufstrich, Dinkelbrot, Butter

Donnerstag:
Kastanien-Kürbis-Suppe, überbackenes Fenchelgemüse, Dinkelvollkornnudeln, grüner Salat mit Dinkelkörnern, Quittenmus
abends: Gemüsesuppe, Apfel-Zwieback-Auflauf mit Kirschsauce

Freitag:
Kichererbsensuppe, gedünsteter Fisch, Karotten-Sellerie-Gemüse, Dinkelkörner, grüner Salat mit Dinkelkörnern, glasierte Maroni
abends: Fischsuppe, Fenchel-Orangen-Salat zu Butterbrot

Samstag:

Lebercremesuppe, Dinkelkernottogericht indischer Art (süß-sauer-pikant) mit Äpfeln und Zwiebelringen, Dinkel-Kopfsalat, Obstsalat

abends: Fenchelsuppe, Kastanienpastete

Sonntag:

Minestrone, Hirschgeschnetzeltes mit Preiselbeer-Apfel und Dinkelspätzle, grüne Bohnen, Dinkel-Kopfsalat, Kürbis- oder Apfelstrudel

abends: Dinkelschrotsuppe, Rote-Bete-Timbale mit grünem Salat

11. Ein Schmerz, der den ganzen Körper befällt

Hildegards Therapie von Rheuma, Lähmung und Gicht

Rheuma ist eine schreckliche »Volksseuche«, an der über 25 Millionen Deutsche leiden, davon vier Millionen an chronischen, d. h. unheilbaren Prozessen. Symbolisch ist Rheuma eine Antwort auf die Verhärtung der Gesellschaft mit Leistungsdruck, Dauerstress und Überernährung mit zu viel Fleisch, fettem Käse, Eiern und Milchprodukten. Dadurch verschlackt das Bindegewebe, Gefäße, Nerven, Muskeln und Gelenke verhärten sich, verkrümmen sich und sklerotisieren.

Zu Hildegards Zeiten kannte man das Wort Rheuma noch nicht. Bis zum 18. Jahrhundert wurde Rheuma mit »Katarrh« übersetzt. Rheuma war die leichte Flüssigkeit, der Rotz, der den Pferden aus der Nase quoll. Hildegard hat ihre eigene Sprache und beschreibt in ihren medizinischen Büchern über 100 Rheumamittel mit den Krankheitsbildern, wie sie etwa Rheumatiker an sich selbst beobachten. Meistens schreibt sie von der Gicht, Vergichtung oder Vergiftung und meint damit Überschwemmung, Auflösung, Aus-dem-Leim-Gehen, auf Lateinisch Paralyse. Dazu gehören die Nervenlähmungen, wie wir sie bei der Paralysis agitans (Parkinsonsche Krankheit oder Schüttellähmung) kennen. Zu dieser Krankheit gehört die große Rheumagruppe, der sogenannte rheumatische Formenkreis (Rheuma). Es handelt sich um quälende Schmerzen an Gelenken, Muskeln, Nerven, Sehnen und Bandscheiben, die hier und da anschwellen, sich entzünden, knacken oder verstauchen können. In Übereinstimmung mit den heutigen wissenschaftlichen Befunden beschreibt Hildegard das Rheuma als eine Stoffwechselstörung am Bindegewebe als Folge einer schlechten Mischung der Säfte (Dyskrasie). Der Begriff Dyskrasie ist durch die heutigen Kenntnisse vom Stoffwechsel, der Immunität, der inneren Hormonsekretion und der Allergie wieder ganz modern und aktuell geworden.

Beim Rheumakranken ist die natürliche Grundregulation des Bindegewebes durch Giftstoffe und Toxine blockiert, so dass sich in der Gelenkinnenhaut und im Bindegewebe Zellinfiltrate – sogenannte Rheumaknötchen – ablagern. Sind diese Giftdepots überfüllt, dann reinigen sie sich durch Ausschwemmung dieser Giftstoffe, wodurch von Zeit zu Zeit oder bei ungünstigem Rheumawetter (Kälte oder Nässe) Schmerzattacken ausgelöst werden können.

Diese Giftstoffe sind die eigentliche Ursache des Rheumas. Dazu zählen nicht nur die Bakteriengifte (Streptokokken-Toxine), Virusgifte und die Giftstoffe aus dem Stoffwechsel von Parasiten, sondern auch Belastungen durch Amalgamplomben, chemische Arzneimittel oder ganz besonders auch durch Diätfehler wie »Küchengifte« und Rohkost. Darüber hinaus sehen wir die Ursachen des Rheumas nicht nur im maßlosen Essen und Trinken, sondern auch in einer zerstörten Lebensordnung mit zu viel Stress und anderen seelisch-auslösenden Ursachen, namentlich Ungeduld, Angst und Zorn, die das Rheuma noch verstärken können.

Rheuma gehört nach Hildegards Lehrbuch zu den 24 Grunderkrankungen und kann durch eine familiäre Disposition oder eine Säfteverdrehung ausgelöst werden.

Wie Hildegard schreibt, können Lebensmühsal, Stress, Zorn, Sorge, Kummer, Angst oder Lebenskrisen zu einer Wut im

Bauch führen, die sich dann materialisieren kann und wie ein Wurm im Darm wütet. Die moderne Forschung bestätigt, dass gewöhnliche Keime wie z. B. Schnupfenerreger, Adeno- und Retroviren, das Herpes-simplex-Virus sowie potenziell krebserregende Warzenviren (Papillomaviren) oder auch schon das Epstein-Barr-Virus, das bei 95 % der Bevölkerung vorkommt, das körpereigene Immunsystem überaktivieren können. Die Viren tarnen sich mit Eiweißen, die dem menschlichen Gewebe täuschend ähnlich sind, und lösen damit Attacken des Immunsystems auf den eigenen Körper aus. Dabei werden die Immunzellen (T-Zellen), die ständig im Blut patrouillieren, aus ihrem inaktiven Zustand »wach geküsst« und vermehren sich rasant, um bei einer Infektion vermehrt virale oder bakterielle Peptide zu inaktivieren. Dabei schießen sie aber über das normale Maß hinaus und zerstören körpereigene Eiweißsubstanzen, wie z. B. beim Rheuma Sehnen, Bänder, Knorpel und sogar die Knochen oder bei einer anderen Autoimmunerkrankung – der multiplen Sklerose – die Nervenzellen. Dabei durchdringen die Immunzellen die Blut-Hirn-Schranke im Gehirn und greifen dort die Isolierschichten des Nervensystems in Hirn und Rückenmark an. Auch bei der seltenen Myasthenia gravis, einer Lähmung oder Blockade der Reizübertragung, werden Nervenzellen angegriffen, und schließlich gehört auch die sogenannte Hauttuberkulose oder »Wolf« (Lupus erythematodes), bei dem das eigene Bindegewebe zerstört wird, zu diesem Formenkreis.

Die schulmedizinische Behandlung von Rheuma

Schulmedizinisch ist Rheuma unheilbar. Man kann nur die Symptome durch Schmerzmittel, Entzündungshemmer und Immunsuppressiva unterdrücken. Es ist ganz klar, dass eine derartige Rheuma-Therapie die auslösenden Ursachen des Rheumas nicht beseitigt. Ganz im Gegenteil: Durch diese Substanzen wird die Grundregulation und Entgiftung des Bindegewebes blockiert und unmöglich gemacht. Darüber hinaus verursachen diese Medikamente ganz erhebliche Nebenwirkungen, wie z. B. Magen- und Darmgeschwüre, Leber- und Nierenschäden sowie lebensbedrohliche Zerstörungen des Blutbildes und eine nicht ungefährliche Unterdrückung des Abwehrsystems. Nach jahrzehntelanger Rheuma-Forschung werden heute sogar Chemotherapeutika eingesetzt, wie das MTX (Methotrexat), von dem es auf dem Beipackzettel heißt: »Unter dieser Therapie sind bereits einige Patienten gestorben.«

Wenn es dann in einer Rheuma-Klinik dreimal am Tag Wurst, Käse, Eier und Milchprodukte gibt, ist am Ende das Rheumaleiden noch viel stärker als vorher.

Die Rheumabehandlung durch die Hildegard-Heilkunde

Rheuma ist kein Lokalgeschehen, sondern es befällt den ganzen Menschen mit Leib und Seele. In allererster Linie muss daher der gesamte Organismus entgiftet, entschlackt und neu regeneriert werden. Das erfordert sowohl vom Patienten als auch vom Behandler enorme Sorgfalt, Ausdauer und Geduld sowie den Verzicht auf alle synthetischen Arzneimittel, die der Heilung im Wege stehen. Eine erfolgreiche Rheuma-Therapie muss daher alle diese Faktoren berücksichtigen, wobei wir wieder die sechs goldenen Lebensregeln Hildegards zugrunde legen:

1. Bevorzugen Sie natürliche Heilmittel aus der Schöpfung.
2. Folgen Sie einer Rheuma-Diät auf der Basis von Heilmitteln aus Dinkel, Obst und Gemüse.
3. Sorgen Sie für ein gesundes Gleichgewicht von Schlafen und Wachen.
4. Beseitigen Sie Leistungsdruck und Stress durch Entspannung, Meditation und Gebet sowie durch spielerische und schöpferische Tätigkeiten.
5. Reinigen Sie das Bindegewebe durch Aderlass, Schröpfen, Moxibustion, Sauna und Bäder.
6. Reinigen Sie die Seele von Rheuma-auslösender Wut, Stress und unangemessenen Verhärtungen durch Geduld, Mitgefühl und den Willen, loszulassen und umzukehren. Das Universalheilmittel hierfür ist die Hildegardische Fasten- und Aufbaukur.

Im Vergleich zur Schulmedizin mit ihren drei Stoffklassen stehen uns in der Hildegard-Medizin über 100 Rheumamittel zur Verfügung. Die wichtigsten sind:

INDIKATION: Rheumaschmerzen, Säftereinigung

Wasserlinsen-Elixier (siehe S. 142)

1 Likörglas vor dem Frühstück, 1 Likörglas vor dem Schlafengehen. Insgesamt 3 Liter in 2 Monaten.

INDIKATION: Verschlackung

Wermut-Trank (siehe S. 93)

Jeden 2. Tag 1 Likörglas vor dem Frühstück kurmäßig von Mai bis Oktober.

INDIKATION: Rheuma, Arthritis, Rheumaprophylaxe, Senkung von überhöhten Harnsäurespiegeln

Quitten-Kur

Jeder Hildegard-Patient sollte die Herbstzeit nutzen, um eine Quittenkur durchzuführen:

- Quitten, in Stücke geschnitten wie Äpfel
- Quittenkompott, 20 Minuten mit Wasser oder Wein gekocht
- Quittenkuchen, wie Apfelkuchen auf Mürbeteig gebacken

- Quittenmarmelade und Quittenbrot, in das man süße Mandeln und Galgant hineinarbeiten kann
- Quittensaft

Quittenbrot ist das Hildegard-Konfekt und schmeckt nicht nur zu Weihnachten, sondern auch das ganze Jahr hindurch.

INDIKATION: Rheumaschmerzen (Prophylaktikum), Grippewellen, Schmerzbeseitigung, Durchblutungsstörungen

Dachsfell

Die Dachshaare sorgen für eine gute Mikromassage der Haut und eine gute Durchblutung, so dass hier Schmerzstoffe in den Gelenken und im Bindegewebe abtransportiert werden können. Dachsfell kann als Knieschoner, Ellbogenschutz, Nierengürtel verarbeitet werden. Es gibt auch Garn aus Schafswolle und Dachshaaren, um Socken zu stricken. Man kann auch ein Dachsfell über die Schmerzstelle legen, um die Durchblutung anzuregen. Es hat sich bewährt zur Schmerzbeseitigung bei Arthrose, Arthritis und Ischialgien.

INDIKATION: rheumatisches Fieber, Hormonstörungen, Stoffwechselstörungen, Harnsäuregicht, Diabetes, Malaria

Zimt-Wein

Zimtrinde-Abkochungen in Wein können gut Abhilfe schaffen. Man nimmt 1 Zimtstange und kocht sie 3 Minuten in ¼ l Wein. Absieben, und fertig ist der Zimt-Wein.
Der Zimtwein hat sich bei immer wiederkehrenden Fieberschüben bewährt, dem sogenannten 3- oder 4-Tage-Fieber, wie es bei Malariaschüben auftritt, wie es aber auch bei Virusinfektionen immer wieder vorkommen kann. Auch zur Beseitigung von schlechten Säften *(mali humores)* ist der Zimt-Wein ein ausgezeichnetes Mittel. Besonders nach Erkältungen wird Zimt großzügig übers Essen gestreut, ½ TL morgens ins Habermus und übers Essen.

INDIKATION: Gichtschmerzen, Parkinson, Gliederzittern, Arthrose, Arthritis, Gichtfinger und -zehen, Herdrheuma

Selleriesamen-Mischpulver

Rezept:
60 g Selleriesamenpulver
20 g Weinrautepulver
15 g Muskatnusspulver
10 g Gewürznelkenpulver
5 g Steinbrech

Man nimmt 1 TL Selleriesamen-Mischpulver auf Brot mit Quittenmarmelade und kaut diese Mischung kräftig durch. Bei schweren Gichtschmerzen kann man diese Methode 3-mal täglich wiederholen.

Beides, Quitten wie auch Selleriesamen, senkt den Harnsäurespiegel. Bereits nach kurzer Zeit lassen die Schmerzen nach, spätestens nach 8 Tagen. Sonst war es keine Harnsäuregicht. Die Kur beträgt 6–8 Wochen. Es handelt sich hier um unser bestes Gichtmittel, eine echte Alternative zum Allopurinol ohne dessen Nebenwirkungen. Gichtfinger bilden sich bei längerer Anwendung zurück. Bei starken Schmerzen nimmt man 3-mal täglich 1 TL, dann 2 Wochen lang täglich 2 TL und schließlich 1 TL täglich bis zur Besserung. Bei wieder auftretenden Schmerzen (Gichtanfall) wieder 3 TL pro Tag.

INDIKATION: Ausleitungskur für die oberen Schleimhäute, Purgierkur, Beseitigung von schädlichen, schlechten Säften, von Rheuma-auslösenden Schleim- und Schlackenstoffen mit Störungen der Speichelsekretion in Nasen- und Rachenschleimhaut

Odermennig-Tabletten

Die Odermennigtabletten sind als homöopathisches Arzneimittel zugelassen; eine Selbstherstellung ist nur schwer möglich. Man nimmt 2 Wochen lang 5–8 Pillen morgens vor dem Aufstehen.

INDIKATION: Ausleitung und Reinigung des Darmes

Ingwer-Ausleitungskekse (siehe S. 33)

Rezept: siehe S. 33

1 Keks morgens vor dem Aufstehen, 1 Woche lang.

Rheumaschmerz-Behandlung durch Salben

INDIKATION: Arthrose, Arthritis

Wermut-Salbe

Rezept:
10 g Wermutfrischsaft
6 g Hirschmark
10 g Hirschfett
8 g Rinderfett

Der Wermutsaft wird im Wasserbad mit Hirschmark, Hirschfett und Rinderfett erwärmt und zu einer Salbe gerührt. Das Wasser abpressen und die Salbe in Tiegel füllen.
Mehrmals täglich kann man die Wermutsalbe auf die schmerzhaften Gelenke auftragen und einmassieren. Die Wirkung verbessert sich durch die zusätzliche Massage vor einem Holzfeuer

(besonders Ulmenholzfeuer), wobei das Ulmenholzfeuer alleine schon schmerzlindernd ist. Diese Anwendung wirkt Wunder. Bereits in wenigen Minuten nach Anwendung verschwinden die Schmerzen, und die Gelenke werden wieder beweglich.

Achtung! Wärme sollte bei entzündlichem akutem Rheuma bzw. Arthritis nicht angewendet werden, da sich die Entzündungszustände durch die Wärmeeinwirkung verschlimmern. Hier kann die Einreibung auch bei Raumtemperatur durchgeführt werden.

INDIKATION: Rheumaschmerzen, Neuralgien, Krämpfe

Rosen-Oliven-Öl (1%ig)

Rezept:
1 ml echtes Rosenöl
100 ml Olivenöl

Die beiden Öle mischen und täglich die betroffenen Stellen damit massieren.

INDIKATION: Gicht, Rheuma, Polyarthritis, akuter Rheumaschub mit »tobendem« Schmerz

Stabwurzsalbe

Rezept:
1–2 EL frisches Stabwurzkraut
100 g Schweinefett
50 ml Olivenöl

Klein gehacktes Kraut mit Fett und Öl im Wasserbad rühren und unter Rühren abkühlen lassen. Die Stabwurzsalbe wird mehrmals täglich über den Schmerzstellen einmassiert.

INDIKATION: deformierendes Gelenkrheuma, Gicht, Lähmung

Thymiansalbe

Rezept:
1 g frische Salbeiblätter
2 g Gartenwolfsmilch
3 g Thymianblätter
15 ml Wasser
10 g Ziegenfett
20 g Schweinefett

Die Gartenkräuter werden klein gehackt, in Wasser aufgekocht und mit dem Fett im Wasserbad zu einer Salbe verrührt; diese lässt man abkühlen. Die Schmerzpartien mehrmals täglich mit Thymiansalbe einreiben.

Besonders bemerkenswert ist das Nachlassen von Knochenschmerzen bei Knochenmetastasen.

Rheuma- und Gicht-Packungen

INDIKATION: Gelenkrheuma, Bandscheibenschmerzen, Polyarthritis, Gicht

Eschenblätter-Packung

Anwendung:
Ca. 1 große Handvoll Eschenblätter pro betroffener Schmerzstelle mit ¼–½ l Wasser 5 Minuten abkochen, das Wasser abgießen und die warmen Blätter 1–2 Stunden als Kompresse auf die jeweilige Körperstelle binden. Das Ganze nochmals mit einer Plastikfolie abdecken, um Fleckenbildung zu verhindern.

INDIKATION: Kreuzschmerzen, Rückenschmerzen, Bandscheibenschaden, Hexenschuss

Weizenkörner-Packung

Anwendung:
1 kg Weizen mit 3 l Wasser 15 Minuten aufkochen, absieben, die warmen Körner auf einem Frottee-Handtuch ausbreiten und sich mit dem jeweiligen Körperteil für 2 Stunden auf diese warmen (nicht zu heißen) Körner legen. Mit einem Zusatztuch die Packung befestigen, damit die Körner nicht herausfallen. Dazu auch warmen Galgantwurzelwein servieren.

INDIKATION: Gelenkrheuma, Handrheuma

Maulbeerblätter-Kompresse

Rezept:
1 Handvoll Maulbeerblätter
250 ml Wasser

Die Maulbeerblätter werden in dem Wasser 3 Minuten kräftig ausgekocht und abgesiebt. Die feuchte, warme Maulbeerblätter-Kompresse 1 Stunde lang auf die Schmerzstelle binden und nach dem Trocknen wieder erneuern.

INDIKATION: Rheumaschmerzen, stechende Schmerzen

Frische Wegerichblätter

Anwendung:
1 Handvoll Wegerichblätter pro Körperstelle in ¼–½ l Wasser kochen, das Wasser absieben und die warmen Kräuter als Kompresse 1–2 Stunden auflegen.

INDIKATION: Harnsäuregicht, (Trinker-)Gelenkrheuma, Hexenschuss, Ischialgie

Petersilie-Weinraute-Olivenöl-Packung

Rezept:
10 g frische Stengel mit Petersilienblättern
40 g Weinrauteblätter
100 ml Olivenöl

Die Kräuter klein hacken, mit Olivenöl aufköcheln lassen, mit einer Mullbinde als Kompresse warm auf die Schmerzstelle aufbinden. 1–2 Stunden liegen lassen.

Rheuma-Elixiere

INDIKATION: Rheumaschmerzen, Muskelschmerzen, Weichteilrheuma

Krauseminzen-Elixier

Rezept:
20 ml Krauseminzensaft-Urtinktur (z. B. Fa. Jura)
80 ml Wein

Saft mit Wein mischen. Man nimmt vor dem Frühstück 1 Likörglas davon, ebenso abends nach dem Abendessen und vor dem Schlafengehen.
Bei Magenunverträglichkeit reduziert man die Menge auf 1 TL. In Ausnahmefällen kann man auch Krauseminzen-Urtinktur nehmen (5–10 Tropfen in 1 Likörglas Wein morgens, abends nach dem Abendbrot und vor dem Zubettgehen).

INDIKATION: Multiple Sklerose, Gicht, Vergichtung, Nervenleiden, Lähmung nach Schlaganfall

Schlehenaschen-Elixier

Rezept:
40 g Schlehenasche
30 g Gewürznelkenpulver
60 g Zimt

100 g Honig
3 l Wein

Schlehenasche, Nelken und Zimt 5 Minuten in Honigwein aufkochen, absieben und steril abfüllen.
4 Wochen lang nimmt man 1 EL vor und 1 Likörglas nach den Mahlzeiten, macht dann 14 Tage lang Pause und wiederholt die Einnahme für 3–6 Monate.

Mit dem Schlehenaschenelixier gibt es gute Erfahrungen bei der Beseitigung von Lähmungserscheinungen nach Schlaganfall oder auch von Lähmungen bei einer noch nicht lange währenden multiplen Sklerose. Das Mittel muss langfristig genommen werden bei gleichzeitiger Umstellung der Ernährung auf Dinkel, Obst und Gemüse und absoluter Vermeidung von Rohkost.

INDIKATION: Gicht, Rheumaschmerzen, Rheumaherde

Wegerichsaft (Urtinktur)

5–10 Tropfen in 1 Likörglas Petersilienhonigtrank nach dem Essen.

INDIKATION: Rückenschmerzen, Kreuzschmerzen, Seitenstechen, Bandscheibenschmerzen

Galgantwurzel-Wein

Rezept:
1 TL Galgantwurzeln (geschnitten)
1 Glas guter Wein

Galgantwurzeln 2–3 Minuten im Wein aufkochen, absieben, warm schluckweise trinken.

INDIKATION: Rheuma

Frühlingsfarn-Bad

Anwendung:
5 Farnwedel klein schneiden,
in 1 l Wasser 5 Minuten aufkochen,
das Wasser absieben und in eine heiße Badewanne gießen, 20 Minuten bei 38 °C baden.

Bemerkung: In Ermangelung von frischem Frühlingsfarn kann man auch Farnsaft nehmen (ca. 10 ml auf ein Vollbad).

Die Edelstein-Therapie der heiligen Hildegard

Drei Edelsteine haben sich besonders in der Rheumatherapie bewährt:

Der CHRYSOPRAS, als Scheibe auf die bloße Haut gelegt, hat sich bei Fingerarthritis, Gelenkrheuma, Hüftarthrose und auch Kniearthrose außerordentlich gut bewährt. Gerade die entzündeten Gelenke geben bei der Kühlung mit Chrysopras ihre Entzündungsenergie ab, wodurch die Schmerzen in wenigen Minuten nachlassen.

JASPISSCHEIBE: Bei Weichteilrheuma, Neuralgie und Ischialgie auf die Schmerzstelle mit einem Leukosilk-Pflaster kleben und 1–3 Tage liegen lassen. Besonders bei Ischialgien sind große Erfolge zu verzeichnen, wobei die Jaspisscheibe direkt auf die Stelle des Ischias geklebt wird, wo der Hauptschmerz sitzt.

SAPHIR: Der Saphir wird für 15 Minuten in den Mund genommen und eignet sich besonders zur Beseitigung von ganz schlimmen Rheumaattacken und Gichtanfällen.

Gicht- und Rheuma-Diät

Die echte Gicht wird von Hildegard als »podagra« (also echte Harnsäuregicht) in ihrem letzten Kapitel des Lehrbuches von Kopf bis Fuß beschrieben. Sie beruht schließlich nur auf zwei Ursachen, nämlich auf einer Ernährung mit zu viel Fleisch, fettem Käse, Eiern und Milchprodukten sowie zu starkem Alkoholkonsum.

Bewährt hat sich bei Gicht und Rheuma eine Diät auf der Basis von Dinkel, Obst und Gemüse unter Vermeidung von tierischem Eiweiß. Dazu gehören auch die Kenntnisse einiger spezieller Gicht- und Rheumamittel, wie z. B.:

Dillkraut

Am zweckmäßigsten ist es, Dill in Saucen – z. B. der sogenannten »grünen Sauce«, Goethes Lieblingssauce – zu verwenden.

INDIKATION: Lähmungen

Weinraute

3–4 Weinrautenblätter nach dem Essen nehmen oder 1 Weinrautetablette. Die frischen Blätter schmecken auch sehr gut in einem grünen Salat.

Weinraute gehört zu den Solitärdrogen, d. h. jenen Pflanzen, die auch für sich alleine schon eine Heilwirkung haben. Dabei ist die Rohpflanze frisch besser als die Weinrautetablette, die man aber auch das ganze Jahr über nehmen kann. »Amaritudines« heißt wörtlich: Verbitterung und bedeutet bei Hildegard auch Übersäuerung, beispielsweise durch Gallensäure und wahrscheinlich auch Azidose, wie sie bei Diabetes vorkommt. Neuere Ergebnisse haben gezeigt, dass die Weinraute in der Lage ist, die

Hyalinfasern, d.h. die Fasern, die Nerven schützen, zu regenerieren. Und genau das ist das Einsatzgebiet der Weinraute bei multipler Sklerose.

INDIKATION: Gicht, Rheumaleiden mit Fieberschüben, Arteriosklerose

Zwiebeln

Nur gekocht sind Zwiebeln gesund; eine Zwiebelsuppe ist ein gutes Antirheumatikum, allerdings auch ein Testmittel für Magenkranke, die darauf mit Blähungen reagieren können.

Hirschleber

»Wenn aber jemand die Hirschleber isst, dann vertilgt diese aus ihm die Gicht und reinigt seinen Magen und macht diesen sauber.«

Aus diesen Erkenntnissen lässt sich ein Speiseplan bei Rheuma, Gicht und Lähmung zusammenstellen:

Speiseplan für Rheuma-Patienten

Montag:
Zwiebelsuppe, buntes Gemüsegulasch mit gebratenen Kräutergrießschnitten, Dinkel-Kopfsalat
Quittenmus
abends: Suppe, Dinkelbrot mit Kräuterquark, Fencheltee

Dienstag:
Kürbissuppe, Dinkelbratlinge mit Gemüsestreifen und vielen Kräutern, Galgantsauce, grüner Salat, gefüllte Birnenhälfte
abends: Suppe, Hildegard-Gemüsesalate, vegetarischer Brotaufstrich auf Dinkelbrot

Mittwoch:
Maronisuppe, Lammkeule »Provençal«, grüne Bohnen, Dinkelspätzle, grüner Kräutersalat
Quittenkuchen
abends: Apfel-Quitten-Zwieback-Auflauf

Donnerstag:
Minestrone, überbackenes Fenchelgemüse mit Kräutergrießplätzchen, grüner Salat mit Dinkelkörnern (= Dinkel-Kopfsalat)
abends: gefüllte Zucchinischiffchen mit Hildegard-Gemüse und Béchamelsauce, Dinkelbrot

Freitag:
Fenchelsuppe, Lachsforellenfilet auf Blattspinat, Dillsauce, Dinkelnudeln, Dinkel-Kopfsalat
Himbeerquark
abends: Suppe, vegetarischer Brotaufstrich, Butter, Dinkelbrot, Rote-Bete-Apfel-Salat

Samstag:
Kalbsfußbrühe, Dinkelreisgericht indischer Art (süßsauer), Dinkel-Kopfsalat
glasierte Maroni
abends: Dinkel-Kräuter-Pfannkuchen mit Gemüse

Sonntag:
Rote-Bete-Suppe, Hirschleber gebraten mit Apfel- und Zwiebelringen auf Dinkel-Kastanien-Nudeln, grüner Salat
Orangencreme
abends: Dinkelpfannkuchen mit Quittenkompott

12. Leben im Rhythmus der Natur

Hildegards Frauenheilkunde

1. Vom günstigen Zeitpunkt der Zeugung

Das Frauenleben ist auf geheimnisvolle Art und Weise dem Rhythmus des Lebens unterworfen, weil sich im Zyklus von Zeugung, Schwangerschaft, Geburt, Pubertät, Menstruation und Klimakterium der kosmische Rhythmus der Natur widerspiegelt. Damit nimmt die Frau aktiv am Schöpfungsprozess teil: Keimen, Reifung und Frucht sind Gottes eigene Schöpfungsprozesse. Hildegard schreibt sogar, dass in allen Keimen der Same Gottes verborgen ist und dass beim Zeugungsakt die Lebenskraft und damit auch das Heil eines Menschen in Gang gesetzt wird.

Von ganz besonderer Bedeutung für die Gesundheit eines Menschen sind daher auch die Vorbereitungszeit und die Einstellung der Eltern zum Zeitpunkt der Zeugung, weil in Sperma und Ei der genetische Bauplan für die Zukunft des Kindes vorprogrammiert enthalten ist. Die Zeit vor der Zeugung ist daher im Sinne einer Prävention anzusehen, den Zustand des Erbgutes durch eine vernünftige Lebensweise ohne Suchtmittel und Drogen sowie durch eine gute Ernährung mit Dinkel, Obst und Gemüse in eine optimale Form zu bringen, um erbliche Belastungen möglichst zu vermeiden.

Die Gesundheit des Menschen ist außer vom Reifezustand der

Eltern auch von der richtigen Mondphase abhängig, denn das menschliche Gehirn ist Tag und Nacht den kosmischen Strahlen ausgesetzt, und so werden auch durch die Mondphasen im Gehirn Hormone ausgeschüttet, die unter der Vermittlung von Nervenfasern in der Hypophyse (der Hirnanhangsdrüse) stimuliert werden. Bereits vor 800 Jahren beschreibt Hildegard die Funktion und die Form der Hypophyse und spricht von ihren beiden Hälften, der hormonellen Hälfte, in der die Sexualhormone ausgeschüttet werden, und dem Lappen, der mit seinen Nervenfasern mit dem Großhirn verbunden ist. Gedanken und Gefühle senden so über die Nervenfasern ihre Botschaften über die Hirnanhangsdrüse in den Körper und wirken auf die Sexualität von Mann und Frau.

Wer gesunde Kinder haben will, soll sich daher auf die Zeugung vorbereiten und möglichst schon drei Monate vorher sich einer gründlichen Reinigung von Körper, Seele und Geist unterziehen, die Ernährung auf Dinkel, Obst und Gemüse umstellen und die von Hildegard in ihrer Psychotherapie beschriebenen sieben starken Heilkräfte zu Hilfe bitten, und zwar:

- die Liebe zum Himmel
- die Disziplin
- die Bescheidenheit
- das Mitgefühl
- das Gottvertrauen
- die Geduld und
- die Sehnsucht zu Gott

2. Die Schwangerschaft

Die Schwangerschaft steht unter den acht selig machenden Schutzmächten, die Hildegard in ihrer Psychotherapie als zwei Dreier-Gruppen und eine Zweier-Gruppe charakterisiert:

1. *Abstinentia* (Enthaltsamkeit)
2. *Vera largitas* (Großherzigkeit)
3. *Pietas* (Güte)
4. *Veritas* (Wahrheitsliebe)
5. *Pax* (Friede) und daraus
6. *Felicitas* (Glück)
7. *Discretio* (das rechte Maß)
8. *Salvatio animarum* (das Seelenheil)

Diese Schwangerschaftstugenden sind das schönste Geschenk, das eine Mutter ihrem Kind in die Wiege legen kann, um damit seine ganze Biographie zu prägen und Gesundheit an Leib und Seele zu vermehren. Fehlen diese Kräfte, so können nach der Sicht Hildegards folgende Schwächezustände auftreten:

1. *Ingluvis ventri* (in sich hineinschlingen, Schlemmerei)
2. *Acerbitas* (sauer werden)
3. *Impietas* (die Lieblosigkeit)
4. *Fallacitas* (die Lüge)
5. *Contentio* (die Streitsucht)
6. *Infelicitas* (die Schwermut oder Traurigkeit)
7. *Immoderatio* (die Maßlosigkeit)
8. *Perditio animarum* (die tote oder verlorene Seele)

Die seelischen Schwächezustände können starke Reaktionen im Körper hervorrufen, besonders im Magen-Darm-Trakt. Das

Baby ist also bereits in der Schwangerschaft durch diese Kräfte geprägt, die sich später zu chronischen Magen-Darm-Krankheiten auswachsen können, wie der Gastritis, der Kolitis, dem Morbus Crohn oder der Zöliakie. Wenn man später im Erwachsenenalter dieses Problem entdeckt, dann löst sich dieses Problem meistens dadurch, dass alte Wunden in der Schwangerschaft erkannt und vergeben werden, so dass man in Frieden mit seinen Eltern auskommen kann.
Von ganz besonderer Bedeutung in der Schwangerschaft ist die Kraft der Abstinenz: vom Alkohol, vom vielen Essen und Trinken, von Bohnenkaffee, Zigaretten, von Drogen, von überflüssigen Arzneimitteln, ja sogar vom Geschlechtsverkehr. Alle diese Faktoren führen in der Sicht der Hildegard-Medizin zu einer Belastung in der Schwangerschaft und haben manchmal den Fruchtabgang oder eine Frühgeburt zur Folge. Der drohende Fruchtabgang (habitueller Abortus) lässt sich ziemlich einfach durch eine Hainbuchenblätter-Suppe vermeiden.

INDIKATION: Abgang, drohender/habitueller Abortus

Hainbuchenblätter-Suppe

Rezept:
1 Handvoll Hainbuchenblätter im Frühling wie Petersilie klein schneiden, in ¼ l Milch aufkochen, mit 1 EL Dinkelmehl verrühren, 1 Ei hineinschlagen und mit Gewürzen abschmecken.

Im Frühjahr wird bei drohendem Abgang prophylaktisch eine Kur mit frischen Blättern und Spitzen der Hainbuche durchgeführt (also nicht erst dann, wenn wieder ein Fruchtabgang akut ist).
Im Winter kann man die Hainbuchen-Urtinktur nehmen und davon täglich 10 Tropfen in einer Dinkelmehl- oder Dinkelgrießsuppe zu sich nehmen.

Bei Schwangerschaftserbrechen hilft zuverlässig das Bibernell-Mischpulver. Täglich 1–3 Msp. Bibernell-Mischpulver aufs Brot streuen.

Um Schwangerschaftsstreifen zu vermeiden, prophylaktisch täglich den Unterleib mit Veilchencreme massieren. Dadurch wird verhindert, dass die elastischen Fasern unter dem Einfluss der Schwangerschaft einreißen.

Krampfadern kann die Schwangere vorbeugen, wenn sie während der Schwangerschaft keine Medikamente nimmt, sondern die Beine mit Mariendisteltinktur zum Herzen hin morgens und abends ausmassiert.

Während der Schwangerschaft soll die werdende Mutter möglichst Dinkel, Obst und Gemüse essen – unter Ausschluss von zu viel rotem Fleisch, fettem Käse und Eiern, die die Östrogenproduktion zu sehr ankurbeln. Zu vermeiden sind auch Mayonnaise und Eisspeisen, um das Risiko von Salmonellose gering zu halten. Anämische Zustände können mit Hühnerleber-Aufstrich beseitigt werden, den man sich folgendermaßen leicht herstellen kann:

Hühnerleber-Aufstrich

Rezept:
Zwiebeln in Butter oder Öl andünsten, Hühnerleber (von freilaufenden Hühnern) dazugeben und beiderseitig anbraten, die ganze Masse in der Küchenmaschine zerkleinern, mit Gewürzen abschmecken und als Brotaufstrich benutzen.

Aus ganzheitlicher Sicht ist die Schwangerschaft ein Zustand des Glücks, der Freude und der Hingabe an das neue Leben. Wer in solcher Atmosphäre sein Kind zur Welt bringt, hat das Optimale für die Gesundheit des Kindes getan. Bei der Geburt sollte der Ehemann unbedingt zur Stelle sein und sich das großartige Erlebnis einer natürlichen Geburt niemals entgehen lassen.
Lebensstil und richtige Ernährung der Mutter während der Schwangerschaft bilden bereits wichtige Voraussetzungen für das seelische und körperliche Wohlergehen des Kindes. In der »Ernährungstherapie der heiligen Hildegard« habe ich über wichtige Ernährungsregeln für die Säuglingsernährung berichtet, die sich in der Praxis bei Hunderten von Kleinkindern bewährt haben. Alle Mütter, die diese Regeln praktiziert haben, loben die Fröhlichkeit ihrer Kinder und das gute Wachstum der Muskeln während der ersten paar Monate.
Innerhalb weiter Grenzen entwickeln sich die geistigen und körperlichen Fähigkeiten des Kindes gemäß seiner Erbanlagen umso gesünder, je richtiger sich eine Mutter während der Schwangerschaft und danach ernährt. Eine abwechslungsreiche, gemischte, vollwertige Ernährung mit pflanzlichem Eiweiß und tierischem Milcheiweiß ist die Grundlage für die gesunde Entwicklung des Organismus. Dazu gehört auch, dass die Mutter täglich einen halben bis dreiviertel Liter Milch (vorzugsweise

Ziegenmilch), viel Obst, Gemüse, Blattsalat, frische Butter, Dinkel in jeder Form, Fleisch wie z. B. Geflügel, Ziege, Hammel und Wild sowie wöchentlich eine Hühnerleber (gebraten oder als Hühnerleber-Aufstrich oder als Ragout oder gedämpft) zu sich nimmt.

Die Ernährung mit Muttermilch bietet die beste Garantie für eine optimale Entwicklung des Säuglings, für das Wachstum des Organismus, die Entwicklung seines Kreislaufs, die Stärkung seines Immunsystems. Mit der Muttermilch wird das abwehrstärkende Rhodanid, ein natürliches Antibiotikum, auf das Baby übertragen.

Das gibt ihm in den ersten Tagen seines Erdenlebens den besten Schutz vor Viren, Bakterien, Pilzen und sonstigen Infektionserregern. Interessanterweise findet sich das Rhodanid oder Thiocyanat vorzugsweise in Dinkel, Obst und Gemüse, so dass sich von hier aus eine natürliche Ernährung anbietet. Als Hauptgetränk sollte die Mutter in dieser Zeit Fencheltee zu sich nehmen.

3. Heilverfahren der Frauenheilkunde

INDIKATION: Menstruationsschmerz (Dysmenorrhö)

Der verhaltene Monatsfluss ist gegenüber der zu starken Blutungsneigung als das weitaus schlimmere Übel anzusehen. Viele Frauenkrankheiten – ja, sogar Krebs – können damit zusammenhängen. Als Universalbehandlung hat sich die Mutterkraut-Rainfarn-Königskerzen-Sauna bewährt:

Mutterkraut-Rainfarn-Königskerzen-Sauna

Rezept:
1 EL Mutterkrautblätter, gehackt
1 EL Rainfarnblätter ohne Blüten, gehackt
2 EL Königskerzen, gehackt

Kräuter in 1 l Wasser kochen, absieben, Aufguss tropfenweise in der Sauna verdampfen lassen, warme Kräuter auf Unterleib und Genitalien als Kompressen auflegen.

Die Anwendung hat sich bei allen Frauen mit geringen Monatsblutungen bewährt, ebenso bei jungen Frauen, die auf irgendeine Weise in der Ehe enttäuscht sind; zumal, wenn sie sonst von Natur aus fröhlich sind, bleibt manchmal die Menstruation aus. Auch hier hilft dieser Saunaaufguss.

INDIKATION: Menstruationsschmerzen, verhaltener Monatsfluss, prämenstruelle Beschwerden

Liebstöckel-Ei-Suppe

Rezept:
1 Ei
250 ml Hühnerbouillon
3 EL Sahne
120 ml Wein
2 EL Liebstöckelsaft-Urtinktur

Ei in Bouillon verquirlen, alles zusammen aufkochen. 1-mal täglich vor und nach der Hauptmahlzeit vom Tage des Eisprungs bis zur einsetzenden Menstruation nehmen, gegebenenfalls wiederholen.

INDIKATION: Menstruationsschmerzen

Die typischen Beschwerden der Dysmenorrhö werden durch zu viele Krämpfe der Gebärmutter ausgelöst. Dabei kommt es zu scharfen, intensiven Periodenschmerzen, die 1–3 Tage anhalten können. Die Kontraktionen der Gebärmutter werden vom Alpha-Prostaglandin ausgelöst, ein Hormon, das gebildet wird durch zu proteinreiche, fetthaltige, reichliche Ernährung. Daher sollen Frauen, die unter Dysmenorrhö leiden, weniger rotes Fleisch, fetten Käse, Eier und Milchprodukte zu sich nehmen, weil dadurch der Prostaglandinspiegel steigen würde.

INDIKATION: Dysmenorrhö, Periodenschmerzen

Galgantwurzel-Wein

Rezept:
1 EL Galgantwurzeln in 1 Glas Wein 3 Minuten aufkochen, warm schluckweise trinken.

Galgant verhindert die Prostaglandinsynthese, weil es eine antiphlogistische (d.h. entzündungshemmende) Wirkung entfaltet. Dadurch verschwinden auf ganz elegante Weise die Beschwerden der Dysmenorrhö.

INDIKATION: zu starke Monatsblutungen (Menorrhagie)

Die Phlegmatikerin leidet nicht selten unter zu starken Blutungen. Dabei treten in den ersten ein oder zwei Tagen der Menstruation starke Blutverluste auf, die teilweise auch zu Anämie führen können (teilweise dauern die Blutungen auch länger als fünf Tage). Die Ursachen sind vielfältig:

- familiäre Veranlagung
- Myome
- Endometriose
- Polypen
- Blasenentzündung
- Schilddrüsenunterfunktion
- Arzneimittel (wie Kortison oder die Antibabypille)
- Verstopfung
- Ernährungsfehler
- ein zu hoher Östrogenspiegel durch zu viel Fleisch, zu viel Fett, zu viele Eier

Die beste Therapie bei Hormonregulationsstörungen ist immer noch der Hildegardische Aderlass. Starke Blutungen sind immer ein Zeichen dafür, dass überschüssige Säfte vorhanden sind. Darüber hinaus gehören zur Therapie eine gute Diät auf der

Basis von Dinkel, Obst und Gemüse sowie das Vermeiden von Kaffee, Alkohol, Nikotin und von östrogenstimulierenden Drogen. Auch hier sollten fettes Fleisch, Eier, Käse und Milchprodukte seltener gegessen werden.
Eine Entgiftung der Leber leistet der Ringelblumentee (1 TL Ringelblumen auf 1 Tasse kochendes Wasser, 5 Minuten ziehen lassen).

INDIKATION: prämenstruelle Beschwerden (PMS)

Mindestens 60 % aller Frauen leiden an dem sogenannten prämenstruellen Syndrom, das sich bereits einige Tage vor der Regelblutung mit fast 100 Symptomen bemerkbar machen kann, z. B.:

- Wasseransammlungen, Ödeme
- Mastopathie
- Kopfschmerzen, Migräne
- Rückenschmerzen
- geringe Libido
- Durchfall oder Verstopfung
- Ohnmachtsneigung
- Nervosität
- Depressionen
- Angst
- Zerstreutheit, Vergesslichkeit
- Unterleibsschmerzen und Krämpfe
- Halsschmerzen
- Herpes

- Allergie
- Erschöpfung
- Asthma
- Blasenstörungen

Als Ursachen für die PMS gelten ein zu stressiger Lebensstil, der mit dem Rhythmus der Natur nicht mehr übereinstimmt, sowie eine schlechte Ernährung. Weitere mögliche Ursachen sind:

- familiäre Disposition
- Stress und emotionale Störungen
- Schilddrüsenunterfunktion
- Leberschwäche
- Durchfall oder Verstopfung
- Bewegungsmangel
- Antibabypille
- Abtreibung, Sterilisation
- Verlust des Lebenspartners oder eines Familienmitgliedes

Durch den Hildegardischen Aderlass lässt sich die Hormonregulationsstörung beseitigen, und mit Hilfe der Liebstöckelsuppe kann sogar versucht werden, den Zyklus wieder nach den Mondphasen einzustellen. Bewährt hat sich außerdem eine Diät auf der Basis von Dinkel, Obst und Gemüse und unter Vermeidung von zu viel fettem Fleisch, Käse und Eiern, Alkohol, Zigaretten, Bohnenkaffee sowie Drogen und Medikamenten (Kortison und Antibabypille).

Rezept Liebstöckel-Ei-Suppe: siehe S. 185

INDIKATION: prämenstruelle Beschwerden, zu schmerzhafte Menstruation

Weinraute

Man nimmt 1- bis 3-mal täglich 1 Tablette Weinraute oder ein Blatt frische Weinraute nach dem Essen. Die Weinraute wirkt auch aufhellend auf die Stimmung. Besonders beachtlich war ihre Wirkung bei einer Patientin, die ihre Monate andauernden Zwischenblutungen dadurch schlagartig zum Stillstand bringen konnte.

INDIKATION: prämenstruelles Syndrom (PMS), Menstruationsbeschwerden, Krämpfe, Darmkoliken

Mutterkraut-Suppe

Rezept:
5 Mutterkrautblätter (wie Petersilie) zerkleinern – ersatzweise 1 TL Mutterkraut-Urtinktur (Nemagran) – und mit wenig Butter in ¼ l Wasser 2 Minuten lang aufkochen. Anschließend mit 1–2 EL Dinkelmehl oder Dinkelgrieß, etwas Salz und 1 Msp. Bertram zu einer cremigen Suppe köcheln.
2- bis 3-mal wöchentlich einnehmen, bis die Symptome verschwinden.

Mutterkraut-Salbe

Rezept:
20 ml Mutterkraut-Pflanzenbrei (Mutterkraut-Urtinktur) oder 2 EL Mutterkrautsaft mit 100 g Butter zu einer Salbe verrühren, Wasser abtrennen.
Den Unterleib mit der Salbe massieren, bis die Schmerzen verschwinden.

INDIKATION: Zwischenblutungen, zu starke Menstruation

Zwischenblutungen sind eine Folge von Hormonregulationsstörungen, die durch einen krankhaften Lebensstil oder eine schlechte Ernährung mit viel Fleisch, fettem Käse, Eiern und zu vielen Milchprodukten ausgelöst werden können. Der Körper benutzt die Blutung als Entgiftung, und diese Art von Zwischenblutungen kann nach Hildegard sehr leicht mit Wasserwickeln behandelt werden. Zwischenblutungen, die von Myomen ausgelöst werden (fleischfarbene, wässrige Blutungen) oder durch bösartige Tumore (starke, klumpige Blutungen) oder bei Eileiter-Schwangerschaft, gehören jedoch in die ärztliche Behandlung!

INDIKATION: Myome

Jede dritte Frau hat Myome. Es handelt sich dabei um gutartige Tumore, die um die Gebärmutter oder in ihr wachsen. Myome sind meistens eine Folge hormonhaltiger Arzneimittel, Ovulationshemmer, Antikonzeptiva oder auch des ständigen Reizes durch ein intrauterines Pessar (Spirale). Auch Sorgen und Kummer, Stress und ungesunde Lebensweise und schlechte Ernährung sowie eine schlechte Abwehrlage können die Myombildung verursachen. Daher hat die zu schnelle und radikale Entfernung der Myome durch eine Entfernung der Gebärmutter teilweise schwere, ja verheerende Folgen (u.a. Libidoverlust, sofort einsetzendes Klimakterium mit Hitzewallungen, Schweißausbrüchen, Blasenschwäche), weil bei der Operation die Nerven, die die Blase stimulieren, leicht verletzt werden können. Außerdem besteht das Risiko einer erneuten Tumorbildung, meistens in der Brust. Manche Myome bilden sich durch einsetzendes Klimakterium von alleine wieder zurück oder verkalken. Myome machen meistens keine Beschwerden, so dass man für mindestens 3 Monate mit folgenden Hildegard-Mitteln behandeln kann:

- Hormonregulation durch den Hildegardischen Aderlass
- Wasserlinsen-Elixier
- den Unterleib mit Veilchencreme massieren
- die Umstellung der Ernährung auf Dinkel, Obst und Gemüse
- Vermeiden von »Küchengiften« und Rohkost sowie von zu viel fettem Fleisch, Käse und Milchprodukten

Jede Hormontherapie nach der Menopause kann erneut zum

Wachstum von Myomen führen, weshalb hier keine Hormontherapie mehr durchgeführt werden sollte.

INDIKATION: Eierstockzysten

Bei jeder Ovulation bildet sich am Eierstock eine Zyste, die auf ganz natürliche Art und Weise platzt, um das Ei freizusetzen. Nach dem Eisprung entwickelt sich aus der kleinen Zyste der sogenannte Gelbkörper, der später vom Eierstock absorbiert wird. Es kommt aber öfter vor, dass sich eine Zyste bildet, ohne dass ein Eisprung stattgefunden hat. Die Zyste kann sich mit Flüssigkeit füllen und im Ultraschall sichtbar gemacht werden. Diese Art von Zysten lassen sich ziemlich leicht durch die Hildegard-Therapie (Aderlass, Veilchencreme, Wasserlinsenelixier, eine Diät mit Dinkel, Obst und Gemüse) beseitigen, weil dadurch die schlechten Säfte entfernt würden. Erst wenn diese Therapie nicht reicht, kann man sich zu einer Entfernung der Eierstockzysten entschließen, die aber dann meistens mit der Entfernung der Eierstöcke bezahlt werden muss.

INDIKATION: Endometriose (Versprengung der Gebärmutterschleimhaut)

Der Auf- und Abbau der Gebärmutterschleimhaut wird durch die beiden Hormongegenspieler Östrogen und Progesteron geregelt. Während Östrogen die Gebärmutterschleimhaut zur

Verdickung anregt, wird die Gebärmutterschleimhaut durch Progesteron wieder abgebaut und dann durch die Menstruationsblutung entfernt. Besonders bei hohem Östrogenspiegel kann es zu einem unkontrollierten Wachstum der Gebärmutterschleimhaut kommen, die sogar die Gebärmutter verlassen und den ganzen Unterleib überwuchern kann. Die Patientinnen leiden unter Beckenschmerzen, anormalem Zystenwachstum und Bauchschmerzen, was zu Depressionen, ja sogar zu Unfruchtbarkeit führen kann. Schulmedizinisch wird die Endometriose durch Hormontherapie oder Chirurgie behandelt. Dabei kann es aber zu Nebenwirkungen oder zu Narbenschmerzen kommen, so dass die Krankheit sogar noch verstärkt wird. Eine Ernährung mit zu viel Fleisch, zu viel Fett, Eiern und Milchprodukten stimuliert die Östrogenproduktion und verstärkt die Endometriose. Schon alleine durch eine Umstellung der Ernährung auf fettarme, vegetarische Kost (möglichst mit Dinkel, Obst und Gemüse) verschwinden die Symptome auf ganz natürliche Art und Weise.

4. Die Wechseljahre

In der Zeit ihrer Wechseljahre von ihrem 48. bis 58. Lebensjahr entwickelte Hildegard ihre größte administrative und schriftstellerische Aktivität. Obwohl Hildegard selber lebenslang schwach und krank war, benutzte sie die frei werdende Energie der Wechseljahre, um ihre vielfältige Kreativität zu entfalten. Damit wird Hildegard in der heutigen Zeit zu einem neuen Leitbild für die Frauen, die darunter leiden, dass der Zeitraum zwischen 48 und 58 Jahren durch eine negative soziale Einstellung als Krankheit, speziell als Östrogen-Mangelkrankheit angesehen wird. Die tiefen Ängste der Frauen vor dem körperlichen Verfall und die negativen Botschaften über das Altwerden werden heute geschickt von der Pharmaindustrie für ihre Zwecke ausgenutzt, um zu suggerieren, dass alle Frauen in der Menopause synthetische Östrogene brauchen. Kein Wunder, dass sehr viele Frauen im Klimakterium Sexualhormone schlucken, von denen sie sich z. B. folgende Wirkungen erhoffen:

- keine Falten
- Zunahme der Libido
- keine Stimmungsschwankungen und Depressionen
- keine Hitzewallungen
- Verhütung von Herzinfarkt
- Verhütung von Osteoporose
- Verhütung einer atrophischen Vaginalschleimhaut

Aber der Preis für diese Therapie ist gewaltig, da durch die Östrogendominanz viele Krankheiten ausgelöst werden können.

Darüber hinaus haben Östrogene einige gefährliche Nebenwirkungen. Durch Östrogen wuchert das Gewebe in Brust, Gebärmutter und Eierstöcken und stimuliert die Auslösung von Tumoren. In einer großangelegten Studie wurde in den USA von 1978 bis 1992 bei etwa 130000 Krankenschwestern festgestellt, dass die Brustkrebsrate bei Frauen, die im Klimakterium Hormone nehmen, deutlich erhöht ist. Frauen, die in der Menopause Östrogene allein oder in Kombination mit einem Gestagen einnehmen, haben im Vergleich zu Kontrollpersonen (Frauen, die keine Hormone nehmen) ein um etwa 10 % höheres Risiko, an Brustkrebs zu erkranken. Bei Frauen im Alter von 45–55 Jahren ist Brustkrebs heute die häufigste Todesursache. Bei über

60 Jahre alten Frauen, die länger als fünf Jahre Hormone eingenommen haben, ist dieses Risiko sogar um 70 % höher als bei Frauen, die keine derartige Therapie machten.
Östrogen verhindert zwar den Knochenabbau, fördert aber auch nicht den Knochenaufbau. Wird Östrogen abgesetzt, kommt es zu einem dramatischen Knochendichteverlust, so dass mitunter eine lebenslange Östrogentherapie vorgeschlagen wird. Darüber hinaus nennt die Rote Liste 26 andere Nebenwirkungen, u.a. Kopfschmerzen und Migräne, Akne, Depressionen, Sehstörungen, Hörstörungen, Lebertumore, Hepatitis, Gewichtszunahme durch Wassereinlagerungen, Blutdruckanstieg, Thrombose, Lungenembolie, Schlaganfall und Herzinfarkt, Zwischenblutungen sowie vermehrte Vaginalinfektionen mit Candida.

Für Hildegard ist das Einsetzen des Klimakteriums ein ganz natürlicher Prozess, der mit keinen größeren Schwierigkeiten verbunden ist, so dass sie hier auch kein Universalheilmittel empfiehlt.

In Wahrheit leiden deshalb so viele Frauen unter Wechseljahresbeschwerden, weil das Klimakterium mit so viel Angst und negativen Erwartungen verbunden ist, z.B. alt zu werden und »zum alten Eisen zu gehören«. In der Menopause sinkt ja nur der Östrogenspiegel, wobei aber die Androgene, d.h. also die männlichen Sexualhormone, von Ovar und Nebenniere in doppelter Menge gebildet werden. Die Bildung wird von der Hypophyse gesteuert, d.h., der Körper stellt sich hormonell auf eine ganz andere Lebensphase ein, wobei durch die fehlende Ovulation das follikelstimulierende Hormon FSH und das luteinisierende Hormon LH einen für das Klimakterium charakteristischen menopausalen Verlauf beschreiben.

Bei Hildegard ist also die Menopause ein ganz normaler Vorgang und keineswegs eine Krankheit. Sie kennt aber sehr viele Heilmittel, um die unangenehmen Zustände im Klimakterium zu überbrücken.

INDIKATION: Schweißausbrüche, Hitzewallungen, Nachtschweiß

Diese Erscheinungen werden von 80–90 % aller Frauen wahrgenommen. Die Hitze stellt allerdings auch eine Energie zur Verfügung, um die von Hildegard beschriebenen Plagegeister wie Viren, Bakterien, Hefepilze oder Tumorviren auf natürliche Weise durch Temperaturerhöhung abzutöten und damit das körpereigene Immunsystem zu unterstützen. Diese notwendigen, natürlichen Hilfsvorgänge werden durch den Einsatz von Östrogen unterbrochen. Die Hitzewallungen werden außerdem bei berufstätigen Frauen, die unter besonderem Stress und Belastung stehen, noch verstärkt.
Zur Behandlung unangenehmer Hitzewallungen stehen eine Reihe pflanzlicher Heilmittel zur Verfügung, die die natürliche Hormonproduktion beeinflussen:

Weinraute

»Wenn sie gegessen wird, unterdrückt sie die unrechte Hitze im Blut, denn die Wärme der Raute vermindert die unrechte Wärme der Melancholie und mäßigt die unrechte Kälte der Melancholie. Und so wird es dem Menschen, der melancholisch ist, bessergehen, wenn er sie nach anderen Speisen isst.«

Salbeitee

»Salbei ist nützlich gegen alle Schwachsäfte *(infirmi humores)*, weil Salbei trocken ist. Die Salbeiblätter sind nämlich roh und gekocht gegessen für den gut, den Schadsäfte *(noxi humores)* plagen. Nimm auch Salbeiblätter und pulvere sie und iss dieses Pulver mit Brot, und es vermindert den Überfluss an Schadsäften in dir.«

Hirschzungen-Elixier

Das Hirschzungenelixier ist das beste Mittel zur Hormonregulation und wird von uns besonders nach dem Hildegardischen Aderlass eingesetzt.

Rezept:
6 g Hirschzungenfarnkraut, getrocknet
1 l Wein
100 g Honig
5 g langer Pfeffer
20 g Zimtrinde

Hirschzungenfarnkraut in Wein kochen, Honig hinzufügen und ein zweites Mal aufkochen, mit Pfeffer und Zimt nochmals aufkochen und abfiltern. Kurmäßig in der ersten Woche 3-mal täglich 1 Likörglas nach dem Essen, danach vor und nach dem Essen für 6–8 Wochen einnehmen.

INDIKATION: Depressionen, Burn-out, Stimmungsschwankungen, Nervenschwäche, Schlaflosigkeit, Kinderwunsch

Diese Beschwerden sind die Antwort auf einen chronischen Stress, der sich über viele Lebensjahre aufgebaut und das Nervensystem übermäßig strapaziert hat. Chronischer Stress macht sich auch bei der Ausschüttung der Hormone der Nebennierenrinde bemerkbar, die für die Produktion der blutdruckregulierenden Hormone Adrenalin und Noradrenalin und des entzündungshemmenden Hormons Kortison verantwortlich ist. Durch diesen Dauerstress sind die Nebennieren oft hormonell »erschöpft«.

Aronstabwurzel-Wein

Rezept:
12 g Aronstabwurzelpulver mit 1 l Wein 5 Minuten lang kochen, nicht absieben, abfüllen. 1- bis 3-mal täglich 1 Likörglas (20 ml) vor oder nach dem Essen trinken.

Dieser Aronstabwein ist die größte Hilfe im Klimakterium. Er beseitigt nicht nur die schwere, sogenannte endogene Depression, sondern ist auch in der Lage, Hitzewallungen und Stimmungsschwankungen im Klimakterium zu regulieren. Wenn man keine Beschwerden hat, braucht man diesen Wein nicht. Bei starken Beschwerden kann man bis zu 3-mal täglich 1 Likörglas nehmen.

Muskat-Zimt-Kekse

Rezept:
20 g Muskatnusspulver
20 g Zimtpulver
3 g Gewürznelkenpulver
400 g Dinkelmehl
250 g Butter oder Kokosbutter
150 g Zucker
200 g gemahlene süße Mandeln
2 Eier
½ TL Salz

Alle Zutaten mit einem Messer durchhacken, rasch mit etwas Wasser oder Milch nach Bedarf zu einem Teig zusammenkneten und kalt stellen. Dann Teig ausrollen und Kekse ausstechen, bei 180 °C ca. 20–25 Minuten lang backen. Erwachsene essen täglich 4–5 Kekse, Kinder bis zu 3.

Diese Muskat-Zimt-Kekse sind eine Wohltat für die Nerven. Sie fördern die Konzentrationsfähigkeit und sogar die Intelligenz. Besonders beachtlich ist, dass alle fünf Sinnesorgane durch diese Kekse vor Alterungsprozessen geschützt werden. Ein frohes Herz und starke Nerven sind die Voraussetzung für ein geordnetes und schaffensfreudiges Leben.

Flohsamen

1–3 TL Flohsamen übers Essen streuen, mit viel Flüssigkeit (1–2 Tassen Fencheltee) hinunterspülen.

INDIKATION: Osteoporose

Die Hauptursache für die Volksseuche Osteoporose liegt im übermäßigen Verzehr von Fleisch, fettem Käse, Eiern und Milchprodukten, die alle im Organismus zu Harnsäure abgebaut werden, welche wiederum Kalzium aus den Knochen löst, um sich zu neutralisieren. Weitere Ursachen für Osteoporose sind:

- Alkohol und Nikotin regen in der Niere die Kalzium- und Magnesiumausscheidung an.
- Mangelnde Bewegung begünstigt den Knochenabbau.
- Kortison und entzündungshemmende Medikamente verhindern die Kalziumaufnahme durch die Magen- und Darmschleimhaut.

Osteoporose entsteht nicht durch Kuhmilchmangel, wie uns die Milchindustrie glauben macht. Ganz im Gegenteil: Milch senkt die Magensäurekonzentration und verhindert die Kalziumaufnahme.
Die Hildegard-Medizin verfügt über folgende Heilmittel gegen Osteoporose:

Kalzium aus Gemüse und Kräutern

Eine Kost aus Dinkel, Gemüse (Bohnen, Mandeln, Kichererbsen) und Früchten (Brombeeren, Himbeeren, Orangen) bietet ausgezeichnete Kalziumquellen und wird viel besser vom Körper ausgewertet.

Knochen mit Knochen

Knochen bestehen aus mehr als nur Kalzium. Sie bestehen auch aus Magnesium, Mangan, Zink, Kupfer, Silikat, Phosphat und Fluorapatit sowie noch 45 anderen Spurenelementen, die aus mikrokristallinem Hydroxylapatit (67 %) und 33 % kollagenen Fasern die Knochensubstanz bilden. Daher sind Knochen die beste Substanz, um Knochen wieder aufzubauen, und der beste Schutz vor Osteoporose.

Diät gegen Osteoporose

- Kalbsfußknochenbrühe zur Stimulation des Knorpel- und Knochenwachstums
- Dinkelkost, 3-mal täglich in irgendeiner Form als Grundlage für eine Kalzium- und Magnesiumverwertung bei der Knochenbildung
- Bertram als Resorptionsmittel für die natürliche Kalziumaufnahme aus den Lebensmitteln
- Benediktenkrauttee: 1 TL Benediktenkraut mit 1 Tasse kochendem Wasser übergießen, 5 Minuten ziehen lassen, täglich 1 Tasse für 4 Wochen, 2 Wochen Pause und wiederholte Anwendung
- Bewegung und Sport: Baden, Duschen und Schwimmen in mäßigem Sonnenlicht setzt Vitamin D um, das für den Knochenaufbau erforderlich ist. Ein regelmäßiges Bewegungsprogramm mit Tanzen, Wandern, Fahrradfahren und Laufen ist der beste Anreiz für den Körper, wieder starke Knochen zu bilden.

INDIKATION: vorzeitiges Altern

Wie und wie schnell man altert, liegt teilweise in der eigenen Verantwortlichkeit, wobei der eigene Lebensstil und vor allem die Ernährungs- und Lebensgewohnheiten das Tempo des Alterns beeinflussen. Überanstrengung, Übergewicht, Überernährung, Dauerstress, Frustration, Angst, Kummer und Sorge sind die eigentlichen Ursachen für das vorzeitige Altern. Typisch hierfür sind Degenerations- und Schwächezustände mit Leistungsabfall, Konzentrationsschwäche, Abwehrschwäche und den bekannten Symptomen: ständig müde und erschöpft, unausgeglichen und depressiv. Bereits im dritten und vierten Lebensjahrzehnt werden die Weichen für die Lebensqualität im Alter gestellt. Nach dem 35. Lebensjahr nimmt die Leistungsfähigkeit des Körpers ab, wobei es in der eigenen Verantwortung liegt, den Alterungsvorgang zu beschleunigen oder zu verlangsamen.

Speiseplan für eine Verjüngungswoche

Montag:
Rote-Bete-Suppe
Gefüllte Zucchini mit Lammhackfüllung, Dinkelkernotto (geschälter Dinkel), grüner Salat mit Dinkelkörnern
Mispelcreme
abends: Fenchelcremesuppe, Hühnerleber Aufstrich, grüner Salat

Dienstag:
Liebstöckel-Ei-Suppe
Gemüsepizza, Salat
gedünsteter Apfel mit Mandelcreme
abends: Apfelpfannkuchen mit Himbeersauce

Mittwoch:
Hauswurz-Milchsuppe
Lammragout, Dinkelspätzle, Bohnen, Salat
Kirschkompott
abends: Suppe, verschiedene Gemüsesalate, vegetarischer Brotaufstrich

Donnerstag:
Mutterkrautsuppe
Maronipastete mit Champignons, Salat
Quittencreme
abends: Suppe, Dinkelreissalat mit Gemüse und Putenstreifen

Freitag:
Hainbuchensprossensuppe
Fischfilets mit Kräuterweinsauce, Dinkelkörner, Gemüse, Salat
Vanillecreme
abends: Suppe, Kräuterquark mit Mutterkümmel, vegetarischer Brotaufstrich

Samstag:
Suppe, Gemüseplatte, Kichererbsenpüree, Salat
Melonendessert
abends: Suppe, Gemüsepastete, Salat

Sonntag:
Kalbsfußknochenbrühe
Kalbsbraten, Gemüse, Edelkastanien, Salat
Gebäck
abends: Suppe, Lammsalami, vegetarischer Brotaufstrich, Käse

13. Die Haut als Spiegel der Seele

Die Behandlung von Hautkrankheiten

Nirgendwo spiegeln sich die Lebensweise, die Umwelteinflüsse, die seelisch-geistigen Gemütsbewegungen, Klima, Ernährung sowie körperlich-organische Leiden so deutlich wider wie auf der Haut. Mit großer Klarheit beschreibt Hildegard in ihrem psychotherapeutischen Buch von den Werten des Lebens (»Heilen mit der Kraft der Seele«) die 35 Schichten im Unterbewusstsein als Problemkreise, die C. G. Jung in unserer Zeit als Archetypen des Unbewussten erkannt hat. Sie umfassen das ganze Spektrum menschlicher Gefühle, Vorstellungen und Gedanken, die sich als Konflikte auf der Hautoberfläche widerspiegeln können. Mehr als alle anderen Organe ist die Haut ein hochempfindliches Sprachrohr der Seele, auf der sich Ängste, Ungeduld, Wut, Zorn, Neid, Trauer, aber auch Freude, Liebe und Mitgefühl abbilden können. Für den Eingeweihten gibt die Sprache der Haut einen einzigartigen tiefen Einblick in das Seelenleben des Menschen. Solange der Mensch mit sich und der Welt in Harmonie steht, ist alles in Ordnung, aber aus den tiefsten Schichten des Unterbewusstseins können auch die 35 Laster aufbrechen und die Haut durchbrechen – wie ein Vulkan die Erdkruste – und in ein feuerrotes Inferno verwandeln. Die Auswirkungen toben sich als Hautkrankheiten aus, wie z.B. bei Ekzemen, Juckreiz, Nesselsucht, teuflisch juckenden Herpes-Bläschen, Kratzen bis zur Selbstzerstörung und Autoaggression wie im Lupus erythematodes (LE). Erst wenn diese Botschaften bewusst gemacht und verstanden werden, geben sie ihre Geheimnisse preis und bilden einen Wegweiser für die Heilung von Hautkrankheiten.

Für alle Naturvölker war die Haut ein Symbol für die unsterbliche und ewige Seele. Die Kulttiere und ihre Haut standen im Zentrum göttlicher Verehrung. Bei ihren heiligen Kultzeremonien dekorierten sich die australischen Ureinwohner mit Adlerfedern, um sich in ihre göttlichen Urahnen zurückzuverwandeln. Dabei ging die Kraft von diesem Urahn durch Gesang und Tanz auf alle Mitfeiernden über.

Bei den germanischen Völkern verlieh die Bärenhaut ihrem Träger spirituelle und geistige Kräfte. Die tungisischen Völker Sibiriens feierten bis in unser Jahrhundert die Bärenopfer, Bärenfeste, Jagdriten, das Häuten und das Bären-Zeremoniell, um sich mit der Bärenhaut starke Kräfte und Heilung zu verschaffen.

Hildegard knüpft an diese Urweisheiten der Menschheit an und beschreibt die Heilkräfte, die z. B. von der Haut des Bären und des Dachses ausgehen. Mit dem Dachsfell haben wir schon viele diabetische Beine vor der sicheren Amputation gerettet, darunter bei so unterschiedlichen Menschen wie einer Bergbauernfrau in Vorarlberg oder einem Tenor der Metropolitan Opera in New York, der dank seiner Dachssocken wieder Durchblutung in seinen Beinen spürt. In dieser krassen Konfrontation von Amputation oder Dachsfell zeigt sich, was eine mittelalterliche Medizin zu leisten in der Lage ist.

Die schulmedizinische Behandlung der Haut

In der Schulmedizin wird die Haut als Lokalorgan von den Dermatologen mit Kortison, Antibiotika und anderen Salben und Tinkturen behandelt. Da die meisten Ursachen der Hautkrankheiten unbekannt sind, wird auf die Lebensweise und auch auf die Psyche des Patienten erst gar nicht eingegangen. Zwischen den Vorstellungen Hildegards und denen der modernen Hightechmedizin liegen Welten, weil sich die naturwissenschaftliche Medizin von den Wurzeln der ganzheitlichen Medizin getrennt hat.

»Tatsächlich«, schreibt die englische Dermatologin Anne Maguire, »trennt die Naturheilkunde und die Schulmedizin eine große Kluft, denn das moderne Bewusstsein hat die Verbindung zu seinen Wurzeln in der unbewussten Welt und zu ihren archetypischen Strukturen verloren. Deshalb erscheinen ihm solche Vorstellungen fremdartig, irrational und irrelevant ... Doch im Hautleiden vom kleinen Gesichtsekzem über quälende und entstellende Psoriasis am Knie bis zur schrecklichen und tödlichen Erythrodermie zeigt sich die Seele wieder und bringt die Wandlungskraft mit ihrem göttlichen Potenzial ins Spiel, um beim Kranken eine Bewusstseinserweiterung zu bewirken oder um ihn abwärtszuführen, durch Höllenqualen zum Tod.«

So kommt es, dass in unserer heutigen modernen Welt immer mehr Hautleiden um sich greifen, die im Körper keine Ursache finden, weil die ganze Gesellschaft psychisch krank geworden ist. Seitdem breiten sich diese seelischen Krankheiten im verheerenden Maße wie ein wucherndes Malignom aus.

Die Behandlung der Haut nach Hildegard von Bingen

Haut und gastrointestinale Schleimhaut müssen nach Hildegard immer als Einheit gesehen werden, weil sie entwicklungsgeschichtlich aus demselben äußeren Keimblatt (dem Ektoderm) entstanden sind. Für eine vollständige ganzheitliche Heilung ist daher bei allen Hautkrankheiten auch eine Darmsanierung notwendig, weil 90 % aller Hautkrankheiten im Darm ihren Anfang nehmen. Das Spektrum der Darmflora ist dabei ein sichtbar gewordenes Zeichen seelischer Konflikte, die sich im Darm und auch auf der Haut widerspiegeln. Neben den seelischen Prozessen werden in der Hildegard-Heilkunde auch die schlechten Säfte durch zu viel Essen und Trinken, Leber- und Stoffwechselstörungen sowie Hormonregulationsstörungen für Hautkrankheiten verantwortlich gemacht.

Die menschliche Haut schützt den Körper gegen Einflüsse von außen, wobei sie reichlich mit Sinnesrezeptoren ausgestattet ist, die die Sinneseindrücke der Außenwelt (Makrokosmos) mit der Innenwelt (Mikrokosmos) verbinden. Auch alle fünf Sinnesorgane können das Gesehene, Gehörte, Gerochene, Geschmeckte und Getastete auf die Haut übertragen und entweder eine wohltuende, entspannende oder eine zerstörende, krank machende Wirkung auf die Haut ausüben.

Für diese Aufgaben stehen der Haut Nervenbahnen zur Verfügung, die sowohl mit dem zentralen Nervensystem als auch mit den inneren Organen über die Haut verbunden sind. Haut und Nervensystem sind auch aufgrund ihrer gemeinsamen Herkunft aus dem äußeren Keimblatt (Ektoderm) untrennbar und eng miteinander verbunden. Daher kann man sowohl Nervenkrankheiten über die Haut (Sauna, Bäder, Packungen, Massagen, Physiotherapie, Bewegungs-, Tanz- und Sporttherapie, Schröpfen, Moxibustion) als auch Hautkrankheiten über die Sinnesorgane behandeln, und zwar:

- über die Augen: Farb- und Lichttherapie
- über die Ohren: Musiktherapie
- über die Nase: Aromatherapie
- über den Mund: Ernährungstherapie, Diät

Allgemeine Therapiemaßnahmen bei Hautkrankheiten

Folgende Maßnahmen haben sich als Umstimmungsreaktionen bei Hautleiden bewährt:

- Hildegardischer Aderlass
- Suche nach den seelisch-auslösenden Ursachen im Hildegardischen Fasten, Aufbau eines starken seelischen Abwehrsystems
- Minderung von Verdauungsstörungen durch die Hautdiät mit Dinkel, Quendel und Roter Bete als Basiskost
- Säftereinigung mit Salbeitee, Ringelblumentee zur Entgiftung und Brennnesseltee zur Anregung der Nierenfunktion
- Entgiftungsmaßnahmen für die Leber mit Lavendeltee, Maulbeerenwein und Hirschzungen-Elixier
- Schutz vor den Elementen: vor zu viel Hitze, zu viel Kälte, zu viel Wind und feuchter Luft
- diätetische Maßnahmen

Die Heilmittel für die Haut nach Hildegard von Bingen

INDIKATION: Ekzeme, Neurodermitis, nässende Ekzeme, wunde, rissige Haut, Wundheilungsstörungen (auch bei Verbrennungen)

Leinsamen-Kompressen

Rezept:
3 EL Leinsamen werden in 1 l Wasser 3 Minuten aufgekocht, abgesiebt, und durch den flüssigen Absud wird ein sauberes Leintuch gezogen. Diese durchtränkte Leinwand wird warm und feucht für mindestens 1 Stunde auf die Wunde gelegt und nach Abtrocknen erneuert. Bei Bedarf 3-mal täglich, so lange bis die Wundheilung einsetzt.

Bei allerschwersten Verbrennungen saugt diese Kompresse die verbrannten Hautstücke auf, wodurch eine Wundheilung ohne Narbenbildung ermöglicht wird.

INDIKATION: Ekzem, Wunden, Verletzungen, Infektionen

Schafgarbenblätter-Kompressen und -tee

Schafgarbentee

Rezept:
1 EL Schafgarbenblätter
3 Msp. Schafgarbenblätterpulver
250 ml Wasser

Schafgarbenblätter und -pulver ca. 3 Minuten in kochend heißem Wasser ziehen lassen, absieben und schluckweise trinken.

Die Schafgarbe ist das beste Wundheilmittel der Hildegard-Heilkunde und wird innerlich als Schafgarbentee verstärkt mit 3 Msp. Schafgarbenblätterpulver genommen. Als Infektionsprophylaxe bei Operationen hat es sich bewährt, 3 Tage vor der Operation und 10 Tage danach diesen Tee zu trinken, um Wundinfektion zu vermeiden. Die Wunden heilen nach Operationen innerhalb von 10 Tagen komplikationslos.

Schafgarben-Kompresse

Rezept:
1 EL Schafgarbenblätter
250 ml Wasser

Blätter in Wasser aufkochen und feucht über einen Wundverband direkt auf die Wunde binden. Sobald der Verband trocken ist, erneuern.

Beginnt die Wunde zu heilen, kann man die Schafgarbenblätter direkt auf die Wunde binden.

Mit dieser Methode heilen auch die allerschlimmsten infizierten Wunden. Selbst Antibiotika-resistente Keime lassen sich so beseitigen. Es hilft auch in sogenannten hoffnungslosen Fällen, wie z. B. bei einer Patientin, die nach Beinamputation 7 Wochen in einer Universitätsklinik ergebnislos mit den verschiedensten Antibiotika behandelt wurde. Die Wunde heilte nach der Schafgarbenbehandlung spontan nach 10 Tagen.

INDIKATION: Geschwulst, frische Schwellungen, Tennisellbogen, Schwellungen der Gelenke, Bindegewebszysten, kleine Myome, Warzen

Amethyst

Der Amethyst wird mit Speichel befeuchtet, und mit diesem Stein wird dann die Hautpartie mehrmals täglich massiert. Bei Prellungen und Blutergüssen gehen Spannungen und Schmerzen rasch zurück. Auch bei Warzen ist ein Versuch sehr ratsam. Oft verschwinden die Warzen narbenlos. Bei Schleimbeutelschwellungen an den Gelenken wird zusätzlich die Wermutsalbe im Wechsel mit der Amethystbehandlung angewendet. Besonders beeindruckend ist das Verschwinden von Überbeinen durch die Amethystbehandlung. Hier wird zusätzlich Veilchencreme über dem Überbein einmassiert.

INDIKATION: Neurodermitis

Veilchen-Öl

Rezept:
1 EL Veilchenblüten und -blätter
500 ml Oliven- oder Fenchelöl

Blüten und Blätter in Öl entweder 10 Tage in der Sonne stehen lassen und absieben oder vorsichtig erhitzen und absieben.

INDIKATION: Ekzeme, hartnäckige Hautausschläge, Flechten

Buchsbaumsaft

Rezept:
1 TL Buchsbaumsaft
30 ml Rosen-Urtinktur
70 ml Süßholzsaft (verdünnt 1:1)
250 ml Wein

Saft und Rosenlakritz (Mischung aus Rosen-Urtinktur und Süßholzsaft) mit Wein erhitzen. Davon 3-mal täglich 1 Likörglas vor dem Essen trinken.

Um das Ekzem von innen nach außen auszuheilen, wird zunächst eine innere Einnahme von Buchsbaumsaft mit Rosenlakritzsaft empfohlen. 8 Tage nach der inneren Behandlung beginnt die eigentliche Hauttherapie mit einer Mischung aus Buchsbaumsaft und Olivenöl. Mit dieser Kombination wird die innere »Unreinheit« nach außen getrieben.

Buchsbaumsaft-Olivenöl

Rezept:
3 TL Buchsbaumsaft
1 TL Olivenöl

Mit der Mischung aus Buchsbaumsaft und Olivenöl wird die Haut um die Hautausschläge vorsichtig abgetupft und verbunden. 3-mal täglich wiederholen.

INDIKATION: Abszesse, Eiterungen, Nagelbettvereiterungen, Brustdrüsenentzündungen, Furunkel, Infizierte Lymphdrüsenschwellungen, Herpes zoster

Eisenkraut-Kompresse

Rezept:
1 EL Eisenkraut
250 ml Wasser

Das Eisenkraut eventuell in einem Mullsäckchen etwa 3 Minuten in Wasser aufkochen. Das warme Kraut in einer sterilen Mullbinde mindestens 1 Stunde lang als Kompresse auf die Wunde legen. Nach Eintrocknen der Kompresse 2- bis 3-mal täglich erneuern.

Durch die Eisenkrautbehandlung heilen Schmerzen, Entzündungen, Hautinfektionen ziemlich rasch ab, sogar schmerzhafte Herpes-Bläschen konnten nach 10 Tagen wieder zum Verschwinden gebracht werden. Die Kompresse bleibt so lange auf der Wunde, bis sie trocken ist, und kann danach sofort wieder gewechselt werden.

INDIKATION: Hautausschläge, juckende Allergien, Krätze, Psoriasis

Maulbeerblätter-Kompresse

Rezept:
1 Handvoll Maulbeerblätter
250 ml Wasser

Die Maulbeerblätter werden in dem Wasser 3 Minuten kräftig ausgekocht und abgesiebt. Mit diesem Maulbeerblätterwasser die juckenden Hautstellen waschen. Man kann auch feuchte, warme Maulbeerblätter-Kompressen 1 Stunde lang auf die Wunde binden und nach dem Trocknen wieder erneuern. Der Maulbeerblättertee kann ebenso auf heißen Saunasteinen zum Verdampfen gebracht und inhaliert werden.

INDIKATION: Hautinfektionen, Hautpilz, Candida albicans, Nagelbettvereiterungen, Nagelbettmykose, Schuppenflechte

Teebaum-Öl (Melaleuca-Öl)

Hildegard nennt für die Behandlung der Schuppenflechte die Myrte. Wir verwenden die australische Myrtenart *Melaleuca alternifolia*, Teebaum, die ein ätherisches Öl liefert, das eine große Wirksamkeit gegen Bakterien, Viren und Pilze hat. Da das Teebaumöl sehr gut haut- und schleimhautverträglich ist, kann man es pur auf die Schuppenflechte auftragen. Bei Rötung der Haut, die eine Allergie anzeigt, soll das Öl nicht verwendet werden. Erstaunlicherweise lösen sich nach kurzer Zeit die Hautschuppen ab, und eine Wundheilung beginnt. Teebaumöl ist auch in der Lage, Eiterherde unter der Haut zum Verschwinden zu bringen. Daher kann man es pur auf Akne und Pickel auftragen. Eine Verdünnung von 1:60 reicht aus, um den Eitererreger *Staphylococcus aureus* innerhalb von 5 Minuten abzutöten. Auch bei Herpes-Arten hat sich Teebaumöl bewährt, z. B. beim Lippen-Herpes oder beim Herpes genitales, wo man das Öl in Veilchencreme einarbeiten kann: 1 ml Teebaumöl auf 100 g Veilchencreme eventuell zu Scheidenzäpfchen verarbeiten und 1-mal täglich anwenden.

INDIKATION: Juckreiz

Mohnkörner-Kur

1–3 EL Mohnkörner werden täglich ins Essen gestreut, mit Apfelkompott oder mit Mohnkuchen gegessen. Die Inhaltsstoffe des Speisemohns beruhigen die aufgekratzte Haut und sorgen dafür, dass der Juckreiz verschwindet.

INDIKATION: Allergien, Ekzeme, Juckreiz

Flohsamen-Wein

Rezept:
3 EL Flohsamen
1 l Wein

Samen und Wein werden 3 Minuten aufgekocht und durch einen groben Filter gesiebt. Die farblose Flüssigkeit füllt man ab und nimmt davon 3-mal täglich 1 Likörglas vor dem Essen.

Der Flohsamenwein nimmt den Juckreiz und resorbiert bereits im Darm Giftstoffe und Allergene, die das Hautekzem auslösen können. Auch bei inneren Wunden, z. B. entzündeter Speiseröhre, hat sich der Flohsamenwein zur Wundheilung und zur Beseitigung des Brenngefühls bewährt.

INDIKATION: Allergie, Lebensmittelallergie, Käseunverträglichkeit

Mutterkümmel (Kreuzkümmel)

1–3 Msp. Mutterkümmel auf Käsebrot, übers Ei oder anderes unverträgliches Eiweiß streuen. Durch die Verwendung von Mutterkümmel verschwindet die Überempfindlichkeit gegen Eiweiß.

INDIKATION: (infizierte) Hautausschläge, Ekzeme, Akne, Geschwüre

Quendel

Quendel ist das klassische Hautgewürz, das bei keiner Kur fehlen darf. Es sorgt für eine gute Durchblutung der Haut, wobei man 1–3 Msp. jedem Essen zufügt, in Fleischgerichten und bei Gemüse mitkocht. Besonders hat sich Quendel bei Hautausschlägen bewährt, wenn man 1–3 Msp. in einer Dinkelmehlschwitze mitkocht und damit gekochte Rote Bete 2- bis 3-mal wöchentlich als Gemüse isst.

INDIKATION: Kontaktdermatitis, allergisches Ekzem, Warzen, Feigwarzen, Präkanzerose, bakterielles Ekzem

Schöllkraut-Salbe

Rezept:
10 ml Schöllkrautsaft-Urtinktur
100 g Schweinefett

Der Schöllkrautsaft wird mit dem Schweinefett kurz erwärmt und zur Salbe verarbeitet. Mit dieser Salbe ist die rissige Haut 1- bis 3-mal täglich zu massieren.

INDIKATION: Wundheilungsstörungen

Die natürliche Wundheilung dauert normalerweise 10 Tage, wenn sie nicht durch Infektionen, Schmutz oder chemische Arzneimittel gestört wird. Es gibt kein Mittel, um diese Zeit zu verkürzen, wohl aber hochwirksame Hildegard-Wundheilmaßnahmen, um die gestörte Wundheilung zu beseitigen.

Weingeist-Oliven-Rosen-Öl

Rezept:
100 ml Weingeist (Alkohol 70%ig)
30 ml Olivenöl
0,5 ml Rosenöl

Alle Zutaten verschütteln. Die Wunde wird mit dem Wein-Öl-Gemisch desinfiziert und eine Mullkompresse mit dem gleichen Gemisch getränkt und auf die Wunde aufgebunden. Bei großen Wunden erwärmt man den Öl-Wein und macht einen warmen Verband. 2- bis 3-mal täglich erneuern, 1 Woche anwenden.

Die Dinkeldiät als Standardbehandlung für alle Hautleiden

Die Dinkeldiät ist zeitlebens ratsam. Kartoffeln und Nachtschattengewächse sollten weitgehend gemieden werden. Milchprodukte sind nur anfangs kritisch und zu meiden. Diese Diät gilt im Wesentlichen auch für Allergiker und Ekzematiker, wobei allerdings noch einige wenige zusätzliche Heilmittel verordnet werden.

Dinkelkuren: Basisdiät

morgens:
Dinkel-Habermus und -kaffee

mittags:
Dinkelreis, Dinkelkernotto (geschälter Dinkel), Dinkelnudeln, -spätzle, -grießsuppe mit Gemüse, Dinkel-Kopfsalat (mit weich gekochten Dinkelkörnern)

abends:
Dinkelbrot mit vegetarischen Brotaufstrichen aus Edelkastanien, Kichererbsen oder Dinkelschrot

Folgende Richtlinien und Lebensmittel tragen zum durchschlagenden Erfolg der Dinkeldiät bei:

1. Alle Weizenprodukte durch Dinkel ersetzen
2. Gegen Juckreiz Speisemohn- und Leinsamen-Kompressen einsetzen
3. Flohsamen-Wein; die Quell- und Schleimstoffe nehmen im Darm alle allergieauslösenden Stoffe auf und sorgen für deren natürliche Ausscheidung
4. Rote-Bete-Salat mit Dinkelmehlsauce und Quendel
5. Salz und Gewürze in vernünftigen Mengen
6. Kuhmilch durch Ziegenmilch ersetzen (»und die Ausschläge gehen vollständig von ihm weg«)
7. Absetzen von Kortison, Antibiotika und überflüssigen Arzneimitteln
8. Vermeidung von Schweinefleisch, einschließlich Wurst

Diät für die Darmsanierung

Haut und Darm haben enge Beziehungen. Daher ist es bei Hautleiden besonders wichtig, auf eine gesunde Ernährung zu achten. Eine Kost, die reich ist an Dinkelvollkornprodukten, Obst und Gemüse, mit wenig Fett und Fleisch, kann von innen heraus die Widerstandskräfte der Haut stabilisieren.

Hautgesund und darmfreundlich sind:

- Dinkelvollkornprodukte: Die Ballaststoffe des Dinkels werden vom Organismus gut aufgenommen und sind leicht abbaubar. Sie werden von der Darmflora zu Essigsäure, Propionsäure und Buttersäure abgebaut, die ein gutes schwachsaures Milieu bilden, ideal für das Wachstum von Milchsäurebakterien – der beste Schutz gegen Hefepilze im Darm.

- Äpfel, Quitten, Zitronen, Apfelsinen, Birnen
- Fenchel (»Wie auch immer gegessen, macht er den Menschen fröhlich, gibt eine gute Durchblutung, guten Körpergeruch und verursacht eine gute Verdauung«)
- Edelkastanien, Bohnen, Sellerie, Rote Bete, Möhren, Kichererbsen, Kürbis, Knoblauch (1–2 Zehen roh pro Tag bei Darmpilzen), Zwiebeln, Rettich (»reinigt innerlich die dicken Menschen … vermindert die schädlichen Säfte der Eingeweide«) und Meerrettich (reinigend bei Darmpilzen)
- Kopfsalat, Eissalat, Lollo rosso, Feldsalat
- magen- und darmreinigende Gemüse(zusätze): Beifuß, Melde, Brennnessel, Bachbunge (zu kochen wie Spinat)
- Geflügel, Pute, Lamm, Ziege, Reh, Hirsch
- Kabeljau, Kretzer, Dorsch
- pochiertes Ei
- Biojoghurt, Kefir, Buttermilch, Quark
- Butter, Sonnenblumenöl
- zum Essen trinken: unbedenkliches Leitungswasser, stilles Wasser, Fencheltee, Gold- und Zitronenmelissentee; Apfelsaft 1:1 gemischt mit Fencheltee, Dinkelkaffee, Dinkelbier, gelöschter Wein

Lebensmittel richtig »aufschließen«

Roh- und Frischkost können einen empfindlichen Darm durch sogenannte Toxine oder zu grobe Ballaststoffe belasten. Durch Kochen und Backen werden die Lebensmittel oft erst verdaulich und viele Wertstoffe genießbar. Das geht auch durch Marinieren in Weinessig, Salz, Knoblauch und Dill, z. B. bei Salat.

Bei Darmpilzen hat sich zusätzlich die Weinessigkur bewährt: 1 EL Weinessig in 1 Tasse Fencheltee abends vor dem Schlafengehen für 1 Woche.

Würzen Sie hautgesunde Kost mit Kräutern, die den Darm reinigen! Nach Hildegard von Bingen sind dies:

BACHMINZE:
1–3 Msp. ins Essen

GRIECHENKLEE (Bockshornklee)-GEWÜRZMISCHUNG:
1–3 Msp. ins Essen oder auf Dinkelbrot

KRAUSEMINZE:
1–3 Msp. in Suppen oder Saucen

POLEIMINZE:
1–3 Msp. in jedes Essen

QUENDEL:
1–3 Msp. in jedes Essen

RAINFARN (ohne Blüten):
1–3 Msp. Pulver oder frische Kräuter – immer mitkochen!

SALBEI:
1–3 Msp. roh oder gekocht ins Essen

YSOP:
1–3 Msp. in alle Speisen

Und schließlich noch ein Rat von Hildegard:

»Nie salzlos essen. Salz ist sehr warm … und zu vielem nützlich. Wer Speisen ohne Salz isst, wird innerlich schwach.«

Speiseplan bei Hautleiden

Montag:

Gemüsesuppe, gedünstete Fenchelhälften und Karotten an Quendelsauce, Dinkelkernotto (geschälter Dinkel), grüner Salat
Mandelcreme
abends: Rote-Bete-Apfel-Salat, vegetarischer Brotaufstrich

Dienstag:

Klare Hühnerbrühe mit Gemüsestreifen, Grießklößchen mit Quendelsauce, Bohnen, Pastinaken, grüner Salat mit Dinkelkörnern
Zitronencreme
abends: Suppe, Fenchel-Orangen-Mandel-Salat, Maroni Brotaufstrich mit Dinkelbrot

Mittwoch:

Maronisuppe, bunter Gemüseauflauf, Dinkel-Kopfsalat
Rote Grütze
abends: Suppe, Gemüse-Nudel-Salat

Donnerstag:

Karottencremesuppe, Kichererbsenpüree, Gemüseplatte, Dinkel-Kopfsalat
Sauerkirschkompott
abends: Suppe, mariniertes Gemüse, Knoblauchtoasts

Freitag:
Dinkelschrotsuppe, Fischfilets an Dinkelnudeln mit Gemüse und Weinsauce, grüner Salat mit Körnern
Vanillecreme mit Früchten
abends: Apfel-Zwieback-Auflauf an Rotweinsauce

Samstag:
Kürbiscremesuppe, bunte Dinkelspaghetti an Knoblauchsauce mit Karotten-Sellerie-Gemüse, Salat
Maronikuchen
abends: Rote-Bete-Timbale mit Butterbrot, grüner Salat

Sonntag:
Dinkelgrießsuppe mit Quendelgewürz, Rehragout mit Dinkelknödel, grüner Salat
Bratapfel mit Zimt und Mandeln
abends: Gemüsehörnchen mit grünem Salat

Nachwort

80 % aller Krankheiten sind durch die heutige Medizin chronisch, d. h. unheilbar geworden. Viele Patienten sterben an den Nebenwirkungen der heute vorgeschriebenen Behandlung durch chemische Medikamente. Die Zahl der Todesfälle durch multiresistente Krankenhauserreger von aktuell 23 000 pro Jahr soll sich auf 400 000 im Jahr 2050 erhöhen. Die Bundeskanzlerin machte die Antibiotika-Krise zur Chefsache und setzte sie auf die Tagesordnung des G-7-Treffens 2015 in Elmau, weil diese Krise eine weltweite Bedrohung darstellt … »Die Zunahme von Antibiotika-Resistenzen gehört zu den größten Gefahren für die menschliche Gesundheit.«

Hauptursache für die Misserfolge und Fehlbehandlungen sind die durch den täglichen Stress geschwächten Abwehrkräfte und die Blockierung der Selbstheilungskräfte durch seelisch-geistige Ursachen. Werden diese Ursachen nicht beseitigt, bleiben die Krankheiten unheilbar. Prävention und Heilung, wie sie in diesem Gesundheitsprogramm beschrieben werden, sind im heutigen Krankensystem gar nicht vorgesehen. Im Fokus steht die Behandlung von Krankheiten. Das Geld der Krankenkassen, betont der Geschäftsführer der Krankenkassen, sei eben nur für Kranke da!

Was wir heute dringend brauchen, sind neue Konzepte und Strategien, die auf die Wiederherstellung und Erhaltung von Gesundheit ausgerichtet sind und den Menschen ganzheitlich heilen. Zu diesen neuen Konzepten zählt vor allem das Werk der Hildegard von Bingen. In der christlich geprägten Welt dürfte es kein vergleichbar konsistentes und wirksameres Gesundheitssystem geben als die Heilkunde der heiligen Hildegard. Das sagt

Leo A. Nefiodow, Ökonom und Autor des Buches *Der sechste Kondratieff*.

Wie kein weiterer Mensch vor und nach ihr, war Hildegard von Bingen die Erste und Einzige, der es gelang, Theologie, Natur, Musik und Medizin, Kosmologie und Spiritualität miteinander zu verbinden.
Hildegard ist heute zur Heiligen für Gesundheit, Wohlergehen und ein glückliches Leben geworden. Wegen ihrer Bedeutung wurde Hildegard von Bingen 2012 von Papst Benedikt XVI. offiziell heiliggesprochen und als erste deutsche Frau zur Weltkirchenlehrerin für alle Christen ernannt.
Die Aktualität ihres Menschenbildes wird heute weltweit anerkannt, weil sie damit ein Lebensgefühl beschreibt, nach dem sich die meisten Menschen sehnen. Hildegard von Bingen interessierte sich für die Kernfragen der Menschheit: was Heilung bewirkt und was die Gesundheit erhält.

Repräsentativ für Hildegards Gesundheitsprogramm sollen die nun folgenden Heilungserfolge das große Potenzial der Hildegard-Heilkunde illustrieren: es handelt sich dabei um Patienten, denen die Schulmedizin nicht mehr helfen konnte, sogenannte »hoffnungslose Fälle«, unheilbar, für die es schulmedizinisch keine Heilung mehr gab.

Wundheilung
Im Februar 2006 wurde der 98-jährige Dr. Michael DeBakey wegen eines Aortenaneurysmas im Houston's Methodist Hospital aufgenommen und erfolgreich operiert.
Nach einer Statistik aus seinem eigenen Lehrbuch *The Living Heart* überleben nur 2 % aller Patienten ein Aortenaneurysma.

Bei der durch die Operation ausgelösten Herzschwäche und den Herzschmerzen half ihm Galgant.
Dazu schreibt er: »Ich habe seit über einem Jahr Galgant genommen, der mir zur raschen und vollständigen Wiederherstellung meiner Gesundheit half. Galgant hat signifikant zu meiner Besserung beigetragen, ganz zu meiner und zur Überraschung meiner Kollegen.«

Was blieb, war jedoch eine Wundheilungsstörung durch multiresistente Krankenhauskeime.
»Vor acht Monaten waren Sie sehr hilfreich, weil Sie mir medizinische Hilfe für meine langanhaltenden Schwierigkeiten gaben. Ich hatte eine Wundheilungsstörung durch multiresistente Hospitalkeime, die zwei Jahre ohne jeglichen Erfolg behandelt wurde. Die Wunde hatte sich einmal geschlossen, aber kurz darauf wieder geöffnet. Gemäß Ihrer Empfehlung behandelten wir die Wunde eine Woche lang mit Schafgarben-Kompressen, wobei die Wunde in dieser Zeit vollständig ausheilte. Nun ist die Wunde bereits acht Monate lang vollständig zu, und erstaunlicherweise kostete die Behandlung nur sechs Dollar!
Dieselbe offene Wunde war intensiv zwei Jahre lang mit allen herkömmlichen Antibiotika erfolglos behandelt worden, was schwere lebensbedrohliche Durchfälle auslöste.
Ihre Empfehlung, den Durchfall mit Dinkel-Habermus und *Acidophilus* in Joghurt zu behandeln, beseitigte ihn innerhalb von zwei Wochen.
Im Gegensatz dazu war die Behandlung mit dem Standardmedikament Kaopectate unwirksam und stoppte nur den Stuhlgang, nicht aber den Durchfall.
Ich bin ebenfalls Ihrer Empfehlung gefolgt, dreimal täglich Galgant nach dem Essen zu nehmen, was mir sehr gutgetan hat.«

Reaktive Polyarthritis

Im Februar 2014 brauste der österreichische Skirennfahrer Matthias Meyer in Sotschi der gesamten Weltelite im Abfahrtslauf mit einer perfekten Fahrt davon und gewann die Goldmedaille in der Königsdisziplin des alpinen Rennsports.

Zwei Jahre zuvor war der 21-jährige Skifahrer mit einer reaktiven Polyarthritis, Fieber, 15 kg Gewichtsverlust und Höllenschmerzen im Rollstuhl gesessen! Er war von der Schulmedizin aufgegeben, als unheilbar und mit der Prognose, dass er nie wieder Ski laufen könne.

Von jetzt an war der Weg frei für die Behandlung der Polyarthritis nach der Hildegard-Heilkunde:

Darmsanierung mit der Bärwurz-Birnen-Kur, dazu Aderlass und Schröpftherapie; Hirschzungenelixir gegen die Unfallkopfschmerzen. Hildegard-Goldkur gegen die Rheumaschmerzen, die verschwanden. Nach einem halben Jahr Auszeit für Körper, Geist und Seele konnte Matthias Meyer wieder selbständig laufen und sein Skifahrtraining wieder aufnehmen.

Pancolitis ulcerosa

Der 22-jährige Andreas N. war an einer stressbedingten Pancolitis erkrankt, die ohne Erfolg mit Antibiotika und Kortison in hohen Dosen behandelt wurde. Trotz all dieser Medikamente hatte er regelmäßig Blut und Schleim im Stuhl, dazu Knochenschmerzen, Hautausschlag, Bauch- und Magenschmerzen, Durchfall, Verschlechterung des Sehvermögens, Leukozyten im Stuhl und Gewichtsverlust. Nach sechs Monaten Behandlung verschlechterte sich sein Zustand lebensbedrohlich.

In diesem verzweifelten Zustand kam der Patient zur Behandlung in die Hildegard-Praxis. Nach einer Darmsanierung mit der Bärwurzkur konnten alle chemischen Medikamente abge-

setzt werden. Die Darmentzündung heilte unter der Behandlung mit Flohsamenwein, Schafgarbentee und Wasserlinsenelixier aus. Jedes halbe Jahr kam der Patient zu einem Hildegard-Aderlass. Danach fanden sich keinerlei Leukozyten mehr im Stuhl (sie sind der Indikator für eine Colitis), ebenso ließ sich kein okkultes Blut im Stuhl nachweisen. Alle Beschwerden verschwanden, insbesondere die Bauch- und Magenschmerzen, ebenso wie die Hautausschläge.
Die Ernährung mit ausschließlich Dinkel, Obst und Gemüse hat er ausgezeichnet vertragen und ist nun sein Heilmittel Nr. 1. Sein Gewicht hat sich wieder normalisiert, und der Heilungsprozess ist erfolgreich abgeschlossen.

Jede Heilung nach Hildegard von Bingen setzt voraus, dass die geistigen und psychosozialen Ursachen beseitigt werden, die die Krankheit ausgelöst haben. Dazu gehört die Hildegard-Psychotherapie und die Transformation der negativen Energie von 35 möglichen Risikofaktoren in 35 positive spirituelle Heilkräfte – von liebevollen Beziehungen mit- und untereinander bis zur Lebensfreude.

Index der Krankheiten und Krankheitsursachen

Index der Therapien und Heilmittel